T 648
12

RECHERCHES EXPÉRIMENTALES

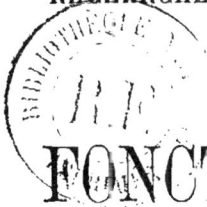

SUR

LE FONCTIONNEMENT

DU CERVEAU

PAR

LE D' ÉDOUARD FOURNIÉ

MÉDECIN ADJOINT A L'INSTITUT NATIONAL DES SOURDS-MUETS

OUVRAGE ACCOMPAGNÉ DE QUATRE PLANCHES COLORIÉES
CONTENANT TRENTE-DEUX FIGURES.

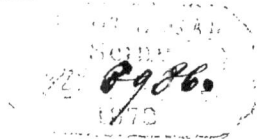

PARIS

ADRIEN DELAHAYE, LIBRAIRE-ÉDITEUR

PLACE DE L'ÉCOLE-DE-MÉDECINE

1873

I

QUELLE EST NOTRE MÉTHODE.

En pratiquant sur les animaux vivants les expériences qui font l'objet de ce mémoire, je me suis proposé de démontrer, par des procédés nouveaux, les conditions fondamentales de la physiologie cérébrale. Déjà dans la *Physiologie du système nerveux cérébro-spinal* j'avais établi ces conditions, mais en m'appuyant principalement sur les disquisitions anatomiques, sur les nécropsies et sur l'analyse physiologique. Ainsi complétées par ces nouvelles recherches, susceptibles d'ailleurs d'être contrôlées par d'autres expérimentateurs, mes premières observations n'auront plus qu'à attendre la sanction impartiale des esprits compétents.

Avant d'aborder le récit de mes expériences, il me paraît indispensable d'initier le lecteur aux *vues de l'esprit* qui ont inspiré mes déterminations et dirigé les moyens dont je me suis servi.

Cette précaution est surtout nécessaire vis-à-vis de ceux qui, persuadés que la méthode expérimentale est toute la science, expriment tout haut la conviction bien arrêtée que cette méthode *seule* nous dévoilera le secret mécanisme des fonctions du cerveau. Comme on pourrait attendre longtemps dans cette espérance vaine, je vais essayer de déterminer les éléments qui doivent concourir à la solution de la question qui nous occupe.

Lorsque, pour déterminer les fonctions de la moelle, on excite sur une grenouille décapitée une des racines sensitives dans le but de provoquer un mouvement, on a fait de la méthode expérimentale pure et l'esprit éclairé par les sens se déclare satisfait. Cependant, dans cette succession de phénomènes, les sens n'ont saisi que le commencement et la fin : l'impression sur la racine sensitive et le mouvement musculaire qui lui a succédé. Quant au phénomène intime qui s'est passé dans l'intérieur des nerfs et dans la moelle, il a complétement échappé à l'investigation des sens ; mais, comme l'anatomie nous enseigne que la racine sensitive, les cellules de la moelle et les nerfs moteurs sont étroitement liés les uns aux autres, de manière à former un tout parfaitement uni, une unité anatomique et physiologique, l'expérimentateur conclut judicieusement, que le mouvement impressionneur a été transmis aux cellules de la moelle, et que celles-ci, après l'avoir transformé selon leur propre manière de vivre, l'ont transmis aux nerfs moteurs.

C'est parfait, et comme ces divers phénomènes ne sont que des transformations simples d'un même mouvement, l'expérimentateur ne s'enquiert pas d'autre chose. Il a vu et cela suffit.

Or, pour déterminer la fonction du cerveau, peut-on employer les mêmes procédés et se contenter des mêmes résultats? Oui, quant aux résultats ; mais les procédés sont insuffisants. A l'expérience des faits, il faut ajouter l'expérience des idées. Les partisans exclusifs de la méthode expérimentale le sentent bien comme nous ; mais, quand il s'agit de déterminer les conditions nouvelles de l'expérience à l'endroit du cerveau, nous ne sommes plus d'accord. Professant un dédain injuste pour tout ce qui n'est pas du domaine de l'investigation sensible, peu familiarisés avec l'analyse physiologique, qu'ils confondent volontiers avec la psychologie, ils n'ont pas su ou n'ont pas voulu voir que chaque organe est doué d'une vie particulière, qui demande, pour être analysée judicieusement, des procédés spéciaux ; et généralisant à tort leurs procédés d'investigation, ils ont pensé qu'on pouvait et qu'on devait les appliquer indistinctement à tous les organes. Nous ne pouvons nous empêcher de réfuter cette manière de voir.

Les conditions de l'expérience pour déterminer les fonctions de la moelle sont assurément très-simples, comme nous l'avons dit précédemment, et on peut les appliquer à la détermination des fonctions du cerveau. Ainsi, par exemple, on peut pincer douloureusement une racine sensible et obtenir à la suite de ce pincement une réaction motrice volontaire. En apparence, tout s'est passé ici comme dans la moelle, et on peut conclure que la fonction du cerveau consiste à transformer le mouvement impressionneur en mouvement réactionnel. Cela est vrai d'une manière générale ; mais, si on y regarde d'un peu près, on aperçoit bientôt de nombreuses différences dont il faut tenir compte.

Et d'abord, tandis que dans la moelle le mouvement impressionneur ne détermine qu'une transformation simple de mouvement sans autre phénomène appréciable, dans le cerveau le mouvement impressionneur est transformé en *chose sentie*, ou *perception*, et le mouvement réactionnel qui succède à l'impression n'est plus subordonné à une excitation simple, mais à une perception. En second lieu, tandis que dans la moelle le mouvement réactionnel succède fatalement et toujours à l'excitation de la racine sensitive, dans le cerveau l'excitation peut ne pas être suivie du même résultat. Troisièmement, enfin, tandis que dans la moelle le mouvement qui succède à l'impression est le résultat inconscient et fatal de l'excitation, dans le cerveau le mouvement peut être *voulu* et inspiré, non plus par l'impression actuelle, mais par des impressions de souvenir que l'impression actuelle aura réveillées. Pour ne pas compliquer le problème, je ne parle ici ni des idées ni de l'évolution de la pensée. Je démontrerai plus tard que cela n'est pas nécessaire, et que, pour établir rigoureusement les conditions fondamentales de la physiologie cérébrale, on peut se borner à l'étude de l'être exclusivement sensible.

On voit, d'après ce qui précède, que les conditions de l'expérience ne peuvent pas être absolument les mêmes pour la moelle et pour le cerveau. Tandis que pour la moelle on n'a qu'à se préoccuper d'un mouvement communiqué et transmis, tandis qu'aucun phénomène appréciable susceptible de recevoir une qualification spéciale ne vient s'interposer entre l'impression reçue et le mouvement provoqué ; dans le cerveau, au contraire, un phénomène, immense par sa nature, succède à l'impression reçue et précède nécessairement le mouvement provoqué : ce phénomène est la perception de l'impression. Mais la *perception* n'est pas le seul phénomène qui s'interpose entre l'impression reçue et le mouvement provoqué ; nous avons à considérer aussi les perceptions de souvenir, et surtout un acte sublime, que nous désignons sous le nom de *volonté*, et qui imprime en définitive au mouvement provoqué un cachet tout spécial. Or, je le demande, l'expérimentation seule est-elle suffisante pour établir, déterminer ces conditions nouvelles ? Peut-on montrer expérimentalement une *perception*, un *souvenir*, une *volonté* ?

Les effets de ces diverses choses, oui ; les choses elles-mêmes, non.

Eh bien, ces choses, essentiellement physiologiques puisqu'elles ont pour *substratum* la matière cérébrale, doivent être, sinon expliquées dans leur essence, du moins analysées en elles-mêmes et dans leur enchaînement, et suffisamment bien déterminées pour diriger judicieusement les déterminations de l'expérimentateur dans ses recherches.

C'est ce que Bichat ne parut pas comprendre, en confondant les plus beaux problèmes de la physiologie cérébrale avec les causes premières. En agissant ainsi, en mettant à l'index les recherches psychologiques, il voulut sans doute réagir contre l'influence des systèmes philosophiques sur la physiologie ; mais il fut trop exclusif. Ne nous en plaignons pas trop cependant. L'anathème de Bichat et des hommes de son école contre tout ce qui ne ressort pas de l'*expérimentation sensible* a eu pour résultat de tourner l'attention des savants vers la solution des problèmes élémentaires qui rendent possible aujourd'hui la physiologie du cerveau. Le sillon que traça Charles Bell a été prolongé, agrandi; de nouvelles voies ouvertes, principalement par les expérimentateurs français, nous ont fait connaître le rôle du grand sympathique dans ses rapports avec la nutrition des tissus : tout est prêt enfin pour qu'un nouveau progrès s'accomplisse dans la physiologie de l'homme; mais il n'est réalisable qu'à la condition de faire marcher de pair et l'expérimentation et l'analyse physiologique.

Ainsi donc il ne faut pas être exclusif à l'endroit des méthodes et des procédés d'investigation dans la recherche de la vérité ; il ne faut point surtout penser que l'on peut établir la physiologie de tous les organes indistinctement avec le même procédé d'investigation. De même qu'on ne peut pas expérimenter les phénomènes chimiques de la vie avec les procédés dont on se sert dans les expériences de physique biologique, de même, quand il s'agit du cerveau, on ne peut pas, avec des éprouvettes et des vivisections, expérimenter cela seul qui ressort de la saine interprétation des phénomènes biologiques, ou autrement dit de l'*analyse physiologique*.

Mais, dira-t-on, pourquoi cette dénomination : *analyse physiologique*? Je dois m'en expliquer ici.

La psychologie est une science qui, au dire de ses adeptes, emprunte sa légitimité à la nature de l'instrument dont on se sert

pour recueillir les notions qu'elle renferme, et cet instrument est
le *sens intime.*

« La psychologie, dit Jouffroy, n'est autre chose que la conscience
de nous-mêmes transformée ; c'est le sentiment du moi, commun
à tous les hommes, rendu clair d'obscur qu'il était. Le moyen ou
l'instrument de transformation, c'est la réflexion, et la réflexion
n'est autre chose que l'intelligence humaine librement repliée sur
son principe (1). »

Il suit de là que la méthode psychologique consiste à se replier
sur soi-même et à se regarder sentir et parler. Nous ne contestons
pas l'utilité de cet instrument ; mais il suffit de l'avoir employé
quelquefois soi-même pour comprendre et son insuffisance et les
dangers de son emploi au point de vue de la vérité physiologique :
insuffisant, parce que, tout en nous permettant de *sentir* que nous
sentons et que nous pensons, il nous laisse dans l'ignorance des
choses les plus utiles à connaître pour la classification et la défini-
tion des choses de l'esprit telles que *perception actuelle ou de souvenir, mécanisme et attributs de la fonction-langage ;* dangereux, parce
que les notions qu'il nous permet de découvrir sont, en dehors
des choses simplement *senties,* des résultats de l'activité de notre
esprit, et que ces résultats aussi variables que les individus, seront
éternellement contestés et contestables, à moins toutefois que la
physiologie ne vienne leur donner une sanction rigoureusement
scientifique.

Cela est si vrai, que, poussés par la logique de leur esprit et
inconscients sans doute du tort immense qu'ils allaient faire
au principe même de leur science, c'est-à-dire à la méthode
sur laquelle elle repose, les psychologues de nos jours ont essayé
de s'éclairer par les études anatomiques et physiologiques. Sans
les en blâmer, nous leur demanderons pourquoi : ou bien la psychologie est une science réelle qui a sa méthode et ses procédés,
et dans ce cas les psychologues n'ont pas besoin de connaître ni
l'anatomie ni la physiologie ; ou bien la psychologie est une pseudo-
science, qui est incapable de se suffire à elle-même, et dont la
seule raison d'être jusqu'ici était l'absence d'une physiologie
cérébrale complète. Il est évident pour nous que la psychologie,
telle que Jouffroy l'a comprise, n'est autre chose et ne peut être

(1) *Mélanges philosophiques,* par Th. Jouffroy, p. 196.

que la physiologie cérébrale, et que physiologistes et psychologues ont eu tort dans cette question : les uns, pour s'être laissé prendre le plus beau chapitre de la physiologie ; les autres, pour avoir pensé qu'on peut étudier judicieusement l'homme en le dichotomisant, en l'étudiant simplement dans l'esprit sans tenir compte de la matière. D'ailleurs, les résultats de cet état anormal sont bien ce qu'ils devaient être : la psychologie n'est pas plus avancée dans la connaissance de l'homme sentant et pensant que la physiologie elle-même.

Pour arriver à établir les conditions fondamentales de cette connaissance, il faut de toute évidence employer d'abord la méthode psychologique, ne serait-ce que pour avoir un point de départ, savoir d'abord ce que l'on veut chercher ; il faut ensuite soumettre les simples vues de l'esprit à la pierre de touche des faits de l'anatomie et de la physiologie. En employant cette méthode, on ne court point le risque de s'égarer, et les notions ainsi acquises ont toute valeur scientifique.

Telle est la méthode que nous désignons sous le nom d'*analyse physiologique;* elle n'est pas la méthode psychologique, puisqu'elle fait intervenir dans ses moyens les connaissances anatomiques et physiologiques, et elle se distingue de la *méthode expérimentale pure* en ce que, sans perdre de vue les faits de l'expérience, elle subordonne la direction de ses recherches aux notions qu'elle puise à trois sources différentes : 1° à l'investigation de la vie cérébrale par le *sens intime*, ou autrement dit par l'*attention* et la *réflexion ;* 2° à l'anatomie normale et pathologique ; 3° à la physiologie et à la pathologie.

Cette méthode est non-seulement applicable à l'étude physiologique du système nerveux, mais encore à l'étude du fonctionnement des autres organes, et nous exprimons une conviction bien profonde en disant qu'elle est la plus complète et la plus féconde entre toute.

Nous allons d'ailleurs en faire l'application à la recherche des conditions fondamentales de la physiologie cérébrale, et l'on verra dans la pratique combien elle est précieuse, combien même elle est indispensable.

II

QUELS SONT NOS PRINCIPES.

Le premier phénomène qui se présente à nous dans l'étude physiologique du cerveau est la *perception*. Un nerf impressionneur est affecté par un agent quelconque ; ce nerf est modifié par ce fait dans sa manière de vivre, et cette modification, s'étendant de proche en proche jusqu'au cerveau, détermine dans celui-ci une modification d'un autre ordre, ce quelque chose enfin que nous désignons sous le nom de *perception* (1). Or qu'est-ce qu'une perception ? Dans l'état actuel de nos connaissances, il est impossible de répondre entièrement à cette question , et pour la résoudre dans ce qu'elle a de soluble, nous devons avoir recours à l'*analyse physiologique*.

Cette analyse nous montre que les lois générales de la vie sont les mêmes pour tous les organes ; elle nous montre aussi que des lois particulières régissent la vie de chaque organe en particulier. Nous concluons de là que le fonctionnement du cerveau a des points de ressemblance et des points de dissemblance avec le fonctionnement des autres organes.

Etablir ces points de ressemblance et de dissemblance est déjà un premier pas vers la solution qui nous occupe. Il est évident que si je parviens à constater que, dans la vie évolutive du cerveau, le phénomène *perception* correspond à tel autre phénomène de la vie évolutive du foie, je ne tirerai pas sans doute de cette comparaison la notion de l'essence même du phénomène *perception*, mais je saurai pertinemment quel rôle il faut lui accorder dans la description de la fonction cérébrale, et ce sera beaucoup.

---

(1) La plus grande confusion règne encore sur le sens qu'on accorde aux mots *perception, sensation*. Cette confusion ne sera plus possible désormais si, comme nous allons le faire, on détermine le sens de ces dénominations en précisant le phénomène physiologique auquel elles correspondent.

Mais comment parvenir à établir ces points de ressemblance et de dissemblance ?

Lorsque dans cette recherche j'ai jeté les yeux sur l'ensemble des phénomènes de la vie, je me suis aperçu qu'il existait une lacune, que les travaux de Bichat n'avaient pas comblée. Ce grand physiologiste, redoutant d'envisager la vie dans son ensemble de peur d'être conduit en présence d'un principe immatériel dont il ne voulait pas s'occuper, individualisa la vie dans chaque organe et groupa tous les phénomènes du corps vivant sous les noms de *propriétés organiques* et de *propriétés vitales*. Cette division, sur laquelle repose encore la science d'aujourd'hui, est presque puérile. En effet, les propriétés organiques ne sont que les propriétés des tissus privés de vie, telles que le *racornissement*, l'*extensibilité*. Ces propriétés ne peuvent intéresser à aucun point de vue ni le médecin ni le physiologiste ; ce qui les intéresse, c'est l'organe en puissance de vie ou la vie en puissance d'organes. Les *propriétés vitales* répondent à ce *desideratum*, et, à ce titre, cette branche de la division de Bichat est parfaitement acceptable. Il ne faut pas se dissimuler néanmoins son peu d'importance.

Il est évident que les organes vivants jouissent de propriétés générales, puisqu'ils produisent des effets que les corps privés de vie ne sauraient produire ; et qu'ils jouissent de propriétés spéciales, puisqu'ils se distinguent entre eux par les effets mêmes de ces propriétés. Il y a donc des *propriétés vitales ;* mais cette notion, que nous enseigne-t-elle ? Quelle direction imprime-t-elle à nos recherches, à nos études ? Aucune ; bien plus, elle favorise par son insuffisance la confusion et l'erreur. A-t-on jamais exactement défini ce que l'on doit entendre par *fonction ?* Non, certes ; et il arrive le plus souvent qu'on confond la fonction avec ce qui n'est pas elle. A-t-on analysé les divers éléments qui entrent dans une fonction ? Pas davantage. Est-on parvenu à caractériser, distinguer et classer les divers mouvements de la vie ? Encore moins. Et cependant est-il possible, je le demande, de résoudre complétement un problème physiologique si au préalable on n'a pas élucidé ces diverses notions élémentaires ? D'autres peuvent le croire ; mais, plus sévère envers nous-même quand nous avons abordé la physiologie du cerveau, nous n'avons pas voulu faire un pas de plus avant d'avoir comblé la lacune que les travaux de nos devanciers avaient laissée.

Nous n'avons pas à développer ici ces préliminaires indispensables ; on les trouvera d'ailleurs dans notre *Physiologie du système nerveux cérébro-spinal*. Nous nous bornerons à en dire ce qui est indispensable pour faire connaître le guide qui nous a inspiré dans nos expériences sur les animaux vivants.

Nous ne connaissons de la vie que ses manifestations, et ces manifestations nous sont rendues sensibles par les mouvements. Par conséquent, le but essentiel du physiologiste consiste d'abord à connaître la nature de ces mouvements, à les comparer entre eux, à les distinguer, à les classer de manière à se faire l'idée la plus juste, la plus exacte, la plus scientifique des diverses manifestations vitales, et à arriver par ce moyen à caractériser le principe de vie lui-même. Or, en jetant les yeux sur l'ensemble des mouvements de la vie, nous constatons que les uns sont continus absolument depuis la naissance du germe jusqu'à la mort, et que la seule condition de leur permanence et de leur durée est le contact du sang physiologique avec les tissus ; nous constatons que les autres sont essentiellement intermittents et qu'ils ne peuvent se produire que sous l'influence d'un excitant spécial ; nous constatons enfin que les nerfs sensitifs sont les agents de transmission de l'excitant spécial. A l'ensemble des premiers mouvements nous avons donné le nom de *mouvements de la vie organique;* à l'ensemble des seconds nous avons imposé celui de *mouvements de sa vie fonctionnelle*.

Bien qu'un de nos physiologistes éminents ait prétendu que cette division n'est pas *précisément* celle de Bichat, nous pouvons affirmer qu'elle n'a pas le moindre rapport, même éloigné, avec elle.

Les mouvements de la vie organique sont ceux qui accompagnent l'*action vitale* des tissus sur le sang ; ils ont tous pour caractère commun la *continuité*, et ils se distinguent entre eux par la nature du tissu qui leur fournit l'occasion de se manifester. A ce titre, il y a trois ordres de mouvements de la vie organique: 1° les mouvements qui ressortent de la chimie; 2° les mouvements qui ressortent de la mécanique; 3° les mouvements qui ressortent de la dynamique moléculaire.

Dans tous les organes, l'action vitale des tissus sur le sang a un double résultat : 1° d'entretenir l'organe tel qu'il doit être ; 2° de donner naissance à un produit spécial qui ressort par sa nature soit de la chimie, soit de la mécanique, soit de la dynamique moléculaire.

L'action vitale des tissus sur le sang et la transformation de celui-ci par les cellules en produit spécial sont un mystère pour nous : c'est la vie agissante, et nous ne connaîtrons jamais les procédés de la vie, car si nous les connaissions, nous pourrions inventer la vie elle-même. Inutile donc de chercher le secret de la transformation du sang en bile, en salive, en fibre contractile, en cellule capable de percevoir : ce sont choses qui sont, et nous devons nous incliner. La physiologie ne manque pas de problèmes difficiles à résoudre ; ne perdons pas notre temps à la recherche de l'impossible.

Les organes, en s'entretenant et en donnant naissance à un produit spécial, *vivent*, mais ne *fonctionnent* pas. Voyons ce que l'on doit entendre par *fonction*.

Considéré comme nous venons de le faire, chaque organe de la vie est une puissance. Mais une puissance qui concentrerait ses effets en elle-même n'aurait pas sa raison d'être. Il n'en est pas ainsi dans l'organisme : quoique jouissant d'une vie individuelle propre, les organes de la vie s'influencent les uns les autres d'une manière nécessaire ; ils concourent ainsi au même but, qui est la réalisation de la triple destinée de l'être vivant : vivre, se mettre en rapport avec ce qui est lui et ce qui n'est pas lui, et se reproduire. Or la part que chaque organe fournit à la masse commune et dans un but commun est précisément le résultat de sa vie organique : l'un fournit la salive, l'autre la bile, l'autre une contraction, l'autre enfin une excitation ou une perception. Nous donnons aux mouvements qui accompagnent la sortie ou la manifestation au dehors des produits de la vie organique le nom de *mouvements fonctionnels*, parce que réellement un organe ne peut remplir une fonction que dans ces circonstances, c'est-à-dire lorsqu'il met les résultats de sa propre vie avec les résultats de la vie des autres organes pour produire un effet vital déterminé.

L'organe qui vit de sa vie organique simplement est bien loin

d'être une puissance ; il subit, au contraire, l'impression du
sang ; mais, lorsqu'il se débarrasse du produit de sa vie pour concourir, en dehors de lui, à l'accomplissement d'un phénomène
physiologique déterminé, il ne subit plus : il fournit un instrument, une puissance, et c'est pourquoi nous disons qu'alors
seulement il fonctionne. D'après ce qui précède, on comprend
aisément ce que nous entendons par *vie fonctionnelle :* c'est l'ensemble des mouvements à la faveur desquels les produits de la
vie organique sont mis en rapport les uns avec les autres, afin de
concourir ensemble à l'une des trois destinées de l'être vivant.

Voyons à présent les éléments qui entrent dans une fonction.
Nul organe ne fournit le produit de sa vie organique s'il n'y est
sollicité par un excitant spécial : la bile ne serait pas excrétée si
les substances ingérées ou une cause morbide ne venaient pas en
provoquer la sortie ; le muscle ne se contracterait jamais si l'excitation nerveuse n'intervenait pas ; le cerveau enfin ne fournirait
jamais à la fibre musculaire son excitant spécial si le mouvement
impressionneur ne venait pas le réveiller.

Lorsque l'excitant fonctionnel a exercé son action sur l'organe,
celui-ci entre en activité et fournit ce que nous appelons la *matière fonctionnelle,* c'est-à-dire ce quelque chose qui sort de chaque
organe pour concourir à la vie fonctionnelle générale. Cette matière est constituée par les produits de la vie organique ; et comme
ces produits sont variables selon les organes, nous aurons des
matières fonctionnelles variables, mais que nous pourrons diviser
en trois ordres, selon que le produit de la vie organique ressort
des lois de la chimie, de la mécanique ou de la dynamique moléculaire. La nature essentiellement différente de ces produits exige
que l'on emploie, pour les analyser, des procédés spéciaux pour
chacun d'eux : les produits ressortant de la chimie, par les procédés chimiques ; les produits ressortant de la mécanique, par les
procédés de la mécanique ; et les produits ressortant de la dynamique moléculaire, par les procédés que l'on emploie dans l'étude
de la chaleur, de l'électricité, et aussi par un procédé spécial
que la nature même du phénomène *perception* nous permet d'employer ici : nous voulons parler de l'investigation de soi-même
par l'attention et par la réflexion.

Mais les produits de la vie organique ne deviennent réellement *matière fonctionnelle* qu'alors seulement que, sous l'influence de l'excitant fonctionnel, ils sont transportés en dehors de l'organe pour exercer leur influence spéciale sur les autres produits de la vie organique. Ce transport, cette influence ne peuvent s'exercer qu'à la faveur de certains mouvements ; c'est à ces mouvements que nous donnons le nom de *mouvements fonctionnels :* le produit de la vie organique du foie n'est réellement matière fonctionnelle qu'en sortant des vésicules biliaires pour se mettre en rapport avec les produits de la vie organique de l'intestin ; l'aptitude des fibres musculaires à se contracter devient matière fonctionnelle lorsque, sous l'influence de l'excitant fonctionnel, la fibre musculaire se contracte et concourt par son action sur d'autres tissus à un phénomène physiologique déterminé ; l'aptitude du cerveau à fournir des *perceptions* ne devient matière fonctionnelle que si l'excitant fonctionnel vient provoquer la transformation des perceptions en mouvements fonctionnels, c'est-à-dire en incitations motrices.

Ainsi donc, toute fonction est composée de trois éléments bien distincts :

1° L'excitant fonctionnel ;

2° La matière fonctionnelle ;

3° Les mouvements fonctionnels.

Les divisions que nous venons d'établir, la classification essentiellement physiologique qui en est la conséquence ne sont pas seulement nécessaires : elles nous paraissent indispensables pour apprécier sainement les phénomènes de la vie et pour arriver à la solution des problèmes biologiques.

Dans un autre travail, nous espérons montrer que ces notions peuvent recevoir une application féconde à la pathologie et fournir les bases d'une nosologie véritablement scientifique.

Il est évident pour nous que l'auteur fameux de la doctrine cellulaire, l'inventeur belliqueux des « quadrilatères vasculaires » et des « territoires cellulaires », Virchow enfin, n'aurait pas établi les fondements de son système sur la « fonction des cellules » si par l'analyse physiologique il fût parvenu à une conception plus rationnelle et plus vraie des phénomènes de la vie : *les cellules vivent et ne fonctionnent pas.*

Il est évident encore qu'on ne chercherait pas dans le même

organe, dans le foie par exemple, deux ordres de fonctions, une fonction glycogénique et une fonction biliaire, si, par l'analyse physiologique, on fût arrivé à cette conviction scientifique que chaque organe n'a qu'une fonction, ce qui ne veut pas dire que les produits de la vie organique ne puissent être complexes. Nous aurions à nous étendre beaucoup sur ces critiques ; mais ce n'est pas le lieu ici. Bornons-nous à montrer par la pratique quel précieux avantage on peut retirer de ces notions dans la détermination de la fonction du cerveau.

1° *En quoi consiste la vie organique du cerveau ?* — Le cerveau, semblable en cela à tous les organes, retire du sang les éléments nécessaires à son entretien et, de plus, il donne naissance à un produit qui est une *aptitude spéciale :* de même que les fibres musculaires fournissent un produit de la vie organique qui est une *aptitude à la contraction*, de même le cerveau fournit un produit de la vie organique qui est une *aptitude à la perception.*

Semblable à tous les phénomènes de la vie analogues, le phénomène *perception* n'est pas explicable dans son essence ; il est un produit de la vie agissante, et de même que nous n'expliquons pas comment le sang se transforme en bile, en salive, en matière contractile, de même nous n'expliquons pas comment le sang peut se transformer en cellule capable de percevoir. La perception est un phénomène vital élémentaire indécomposable ; on ne saurait en dire plus.

2° *Quel est l'excitant fonctionnel du cerveau ?* — L'excitant fonctionnel du cerveau, analogue en cela à l'excitant fonctionnel des autres organes, est transmis au cerveau par l'intermédiaire des nerfs sensitifs, et il est représenté par toutes les causes qui peuvent réveiller l'activité des nerfs impressionneurs, qui de la périphérie s'étendent jusqu'au cerveau. On pourrait croire que le cerveau peut entrer en activité sous d'autres influences, lorsque, par exemple, à l'abri des causes impressionnantes extérieures, l'homme est plongé dans une sorte de réflexion contemplative. Dans cette circonstance, en effet, il semble que le cerveau puise en lui-même les conditions de son activité ; mais cette illusion ne peut tromper que ceux qui ne connaissent pas bien le mécanisme de la pensée. Il serait trop long de l'expliquer ici et nous ne pouvons que renvoyer le lecteur au chapitre de la

Fonction-langage dans notre PHYSIOLOGIE DU SYSTÈME NERVEUX.

3° *Quelle est la matière fonctionnelle du cerveau ?* — La matière fonctionnelle du cerveau ne peut être que le produit de la vie organique de cet organe mis en évidence par l'excitant fonctionnel. Ce produit est une aptitude qui, sous l'influence de l'excitant fonctionnel, devient une réalité, c'est-à-dire une *perception*. Mais il y a plusieurs sortes de perceptions : des perceptions d'odeur, de saveur, d'images, de plaisir, de douleur, etc. Où se trouve le siége organique de ces perceptions si diverses ? L'anatomie normale nous enseigne que toutes les fibres impressionneuses vont aboutir dans les couches optiques, qui, on le sait, sont constituées par plusieurs centres, plusieurs amas de cellules nerveuses ; il est donc permis de *supposer* que le phénomène perception se produit dans ces centres. Mais il n'y a pas que des perceptions *actuelles :* il y a aussi des perceptions de souvenir ; où localiser ces dernières ? Il n'y a et il ne peut y avoir qu'un seul organe, qu'un seul centre de perception : que la perception soit actuelle ou de souvenir, nous la *percevons* toujours dans le même centre organique de perception. S'il en était autrement, si la perception se produisait à la périphérie corticale du cerveau, comme quelques-uns le prétendent, et entre autres M. Luys, nous serions incessamment en présence de toutes nos perceptions, nous les percevrions toutes simultanément, ce qui rendrait le travail de l'esprit impossible. Non, nous évoquons successivement les perceptions de souvenir que nous désirons, et nous les percevons, comme les perceptions actuelles, dans les couches optiques. La possibilité des *perceptions de souvenir* résulte d'un agencement organique vraiment admirable par sa simplicité et que nous pouvons faire connaître en quelques mots ; mais on fera bien de consulter en même temps le chapitre que nous avons consacré à la mémoire (1).

Lorsque nous percevons dans les couches optiques une cause impressionnante actuelle, le mouvement ne s'arrête pas en cet endroit : il se propage à travers les fibres du noyau blanc jusqu'à la périphérie corticale, et là il modifie dynamiquement une cellule. Cette modification devient une chose acquise et la cause

---

(1) *Physiologie du système nerveux cérébro-spinal,* p. 331.

impressionnante se trouve ainsi représentée à la périphérie corticale du cerveau par une possibilité dynamique. De même qu'une notion quelconque peut être représentée par un mot, par un signe mimique, par un chiffre ou par un hiéroglyphe, de même une perception, dans un autre ordre d'idées, peut être représentée par un mouvement dynamique. Supposons à présent que chacune des cellules de la périphérie corticale ait reçu une modification analogue, mais spéciale. Qu'arrivera-t-il lorsque l'excitant fonctionnel réveillera les couches optiques? Il arrivera ceci, que les mouvements de l'excitant fonctionnel, après avoir réveillé une perception actuelle dans les couches optiques, iront exciter à la périphérie corticale la représentation dynamique de cette perception, de telle façon que, par une sorte d'effet en retour, le mouvement de la cellule périphérique, se propageant à travers les fibres du noyau blanc, vienne réveiller à son tour le même centre de perception dans les couches optiques. C'est ainsi qu'on aura successivement une perception actuelle et une perception de souvenir. Le centre percevant est le même dans les deux cas ; mais la cause qui l'a réveillé a une provenance différente : dans le premier cas, la cause est étrangère au cerveau, et elle a été transmise jusqu'à lui par les nerfs impressionneurs ; dans le second, la cause est intra-cérébrale, et de la périphérie corticale elle s'est propagée à travers le centre blanc jusqu'aux couches optiques.

A présent, comme toutes les cellules de la périphérie corticale sont unies entre elles par leurs prolongements, on conçoit aisément que l'activité d'une cellule puisse réveiller l'activité d'une autre cellule, et on a ainsi l'explication de ces rappels de souvenirs éloignés à propos d'une cause impressionnante actuelle tout à fait étrangère à ces souvenirs.

Il est bien difficile de résumer ainsi en quelques mots la question si intéressante de la mémoire; mais nous ne pouvons pas non plus répéter ici ce que nous avons déjà publié *in extenso* dans le chapitre consacré à ce sujet. Nous pensons néanmoins en avoir dit assez pour faire comprendre que la matière fonctionnelle du cerveau, bien que composée de perceptions actuelles et *de souvenir*, n'en est pas moins *une*, et qu'il n'y a *qu'un seul organe, qu'un seul centre de perception.* La perception, d'ailleurs, phénomène vital élémentaire, indécomposable, ne saurait varier

2

dans son essence ; elle ne varie que dans les conditions de ses manifestations : ici elle se manifeste sous l'influence du mouvement des cellules de la périphérie corticale du cerveau ; là elle se développe au contact du mouvement impressionneur provenant des nerfs de la périphérie.

4° *Quels sont les mouvements fonctionnels du cerveau ?* — Si la matière fonctionnelle du cerveau, composée de perceptions actuelles et de souvenir, restait à l'état de phénomène perception, nous ne connaîtrions jamais la matière fonctionnelle du cerveau de nos semblables ; cette matière, analogue en cela à toutes les matières fonctionnelles, doit donc sortir de l'organe, et elle en sort en effet à la faveur des mouvements fonctionnels. Le mécanisme selon lequel la matière fonctionnelle du cerveau se manifeste au dehors sous forme de mouvements fonctionnels est très-simple : chacun des éléments cellulo-impressionneurs qui, dans les couches optiques, est le siége d'une perception actuelle ou de souvenir, se trouve lié par ses prolongements avec des cellules d'un autre ordre qui constituent par leur agglomération les *corps striés :* ces cellules, comme leurs homologues du segment antérieur de la moelle, sont en rapport avec les fibres motrices qui se distribuent le long de la partie antérieure de l'axe médullaire et aboutissent à l'origine des nerfs moteurs. Il suit de ces connexions anatomiques que, sous l'influence de l'excitant fonctionnel, les cellules, qui représentent organiquement la matière fonctionnelle, communiquent leur activité aux cellules motrices ; celles-ci aux fibres médullaires, aux nerfs moteurs, et en définitive, ces derniers, servant d'excitant fonctionnel vis-à-vis d'un muscle, provoquent un mouvement qui, sous une autre forme, est l'image de la matière fonctionnelle du cerveau. Tel est le mécanisme de la transformation de la matière fonctionnelle du cerveau en mouvements fonctionnels ; ce mécanisme est toujours le même, soit que la volonté intervienne, soit qu'elle n'intervienne pas. Dans le premier cas, le fonctionnement est un peu plus complexe, et nous ne devons pas songer à l'expliquer ici.

Si l'on a suivi pas à pas l'enchaînement logique des idées qui nous ont conduit à déterminer d'une manière précise chacun des éléments qui entrent dans le fonctionnement du cerveau, on doit reconnaître avec nous combien il était utile et indispensable d'énumérer, caractériser, classer les phénomènes de la vie d'après des vues toutes nouvelles ; on doit convenir aussi que l'analyse physiologique est la plus complète et la plus importante des mé thodes, au point de vue des études physiologiques, et qu'en la suivant, il est bien difficile de s'égarer dans la recherche de la vérité. En effet, c'est par elle que nous avons pu affirmer qu'il n'y a qu'une seule fonction du cerveau *fonction cérébro-motrice*, et que nous avons pu déterminer d'une manière précise, sous le nom de *perceptions actuelles ou de souvenir*, les divers éléments de la matière fonctionnelle cérébrale ; c'est par elle que nous avons pu donner une idée neuve, juste et complète de la vie fonctionnelle du cerveau dans ses rapports avec la vie fonctionnelle des autres organes, en désignant ces ensembles fonctionnels sous les noms de *fonctions cérébro-motrices, de relation, de reproduction et de nutrition;* c'est elle qui nous a conduit à formuler les conditions de la *fonction-langage* et à faire connaître les *attributs psychologiques* de cette dernière ; c'est par elle que nous avons pu déterminer physiologiquement la nature essentielle du *sommeil*, des *rêves*, des *hallucinations*, et inventer particulièrement les *hallucinations de la fonction-langage;* c'est par elle que nous avons pu préciser le sens, jusqu'ici confus et vague, des diverses expressions dont on se sert à propos des choses de l'esprit, en les rattachant à des phénomènes essentiellement physiologiques ; c'est par elle, en un mot, que nous avons pu jeter quelque lumière sur cette vie cérébrale si complexe au premier abord, et si différente, en apparence, de la vie des autres organes. Ces résultats, nous les avons obtenus en fécondant par l'analyse les diverses notions que nous fournissaient l'anatomie normale et pathologique, la physiologie et la pathologie ; mais nous avons pensé que cela ne suffisait pas. C'est pourquoi nous avons entrepris sur les animaux vivants une série de recherches destinées à porter leur contingent de preuves à l'appui de notre manière de voir. En entrant dans cette voie, nous avons sur nos devanciers l'avantage d'avoir débrouillé le terrain sur lequel et à propos duquel nous allons expérimenter ; nous connaissons clairement l'objet que nous cherchons ; peut-être serons-nous assez heureux pour le trouver.

III

QUELS SONT NOS PROCÉDÉS D'EXPÉRIMENTATION.

Les procédés d'expérimentation dont on s'est servi jusqu'à présent pour découvrir le fonctionnement, ou tout au moins pour indiquer le rôle fonctionnel des diverses parties de l'encéphale, ont été un louable effort dans une bonne voie ; mais les résultats qu'ils ont donné indiquent assez leur insuffisance. Flourens, qui sut mettre au service de ses expériences une perspicacité et une finesse rares, n'avait en définitive abouti qu'à établir d'une manière générale que le cerveau est le siége de l'intelligence et de la volonté, tandis que le cervelet est préposé à la coordination des mouvements.

Ces résultats, je le répète, sont bien peu de chose quand on songe à ce que ces mots *intelligence* et *volonté* renfermaient de vague et d'indéterminé dans l'esprit de celui qui les employait. En effet, pour Flourens, les mots *intelligence, perception* et *volonté* résumaient toute la physiologie cérébrale ; pour nous, ces mots sont de simples étiquettes placées à la porte du terrain qu'il s'agit de défricher, de simples énoncés du problème qu'il faut résoudre. L'écueil sur lequel les efforts de Flourens sont venus se briser se présenterait fatalement à tous ceux qui, voulant expérimenter sur le cerveau, auraient négligé de déterminer préalablement, et comme nous l'avons fait, les conditions fondamentales de la vie cérébrale.

Ce motif des insuccès de Flourens est capital ; il en est un autre dont chacun reconnaîtra l'importance. Les animaux qu'il utilisa dans ses expériences étaient tous d'un ordre inférieur : des pigeons, des poules, des lapins. Nous avons nous-même expérimenté sur ces animaux ; mais nous avouons que l'imagination doit jouer un trop grand rôle dans l'appréciation des phénomènes observés pour que l'on soit autorisé à formuler, d'après ces derniers, des conclusions scientifiques. Mais ce n'est pas tout : Flou-

rens pratiquait ses expériences par exclusion ou retranchement ;
il coupait successivement des tranches de cerveau, et il attribuait
à la partie retranchée un rôle fonctionnel en rapport avec les
troubles fonctionnels qui avaient suivi le retranchement. Ce mode
d'expérimentation, qui se ressent évidemment de l'influence con-
tagieuse du système de Gall, comporte en lui-même la négation
de la vraie physiologie cérébrale. Le fonctionnement du cerveau
est un mécanisme complexe, dont toutes les parties sont liées les
unes aux autres d'une manière nécessaire, et de telle façon qu'un
trouble partiel peut entraîner le trouble de l'ensemble. Il ne faut
donc pas, dans ces expériences, chercher des localisations de
facultés considérées dans leur ensemble ; il faut s'appliquer, et
ceci est plus délicat, à déterminer le rôle fonctionnel élémentaire
de diverses parties qui entrent dans la constitution du mécanisme
cérébral.

Ce n'est qu'après avoir constaté l'exactitude et l'importance de
cet aperçu critique que nous avons essayé de prendre nous-
même la direction de quelques expériences sur les animaux
vivants.

Avant d'instituer ces expériences, nous avons cru devoir, d'après
les principes exposés plus haut, réaliser les trois conditions suivantes :

1° Préparer le terrain, à la faveur de l'analyse physiologique,
de manière à bien déterminer les divers objets de nos recherches.
Ces objets, nous les avons déjà fait connaître, sont : A. le siége de
la matière fonctionnelle, composée de perceptions actuelles et de
souvenir ; B. le siége anatomique, où les perceptions définies,
distinctes, acquises en un mot, se classent sous forme de modalités dynamiques capables de réveiller dans l'occasion le centre de
perception et de déterminer, par ce fait, une perception de souvenir ; C. la région qui reçoit l'excitation du centre de perception pour provoquer, sous cette influence, des mouvements déter-
minés. L'anatomie normale et pathologique nous a conduit à
assigner à ces trois ordres de phénomènes une localisation distincte : au centre de perception, les couches optiques ; aux perceptions définies et classées sous forme de modalité dynamique
possible, la périphérie corticale du cerveau ; au centre d'excitation du mouvement, les corps striés. C'est à déterminer le siége

précis de ces trois localisations fondamentales que nous nous sommes appliqué dans nos expériences. Inutile de faire remarquer que, ces localisations étant données, rien n'est plus facile que de compléter la description du mécanisme fonctionnel du cerveau ;

2° Nous avons dû choisir un animal dont l'impressionnabilité fût assez vive et assez expressive pour ne laisser aucun doute dans l'appréciation des phénomènes observés. Le chien nous a paru réunir ces conditions, et c'est lui qui a eu nos préférences ;

3° Nous avons dû chercher un procédé d'expérimentation qui nous permît tout à la fois de conserver la vie de l'animal et de ne léser que cela seul que nous voulions atteindre. Le procédé que nous avons découvert avait été déjà imaginé par M. le docteur Beaunis, professeur de physiologie à Nancy, comme l'a prouvé depuis l'ouverture d'un pli cacheté que l'auteur avait déposé à l'Académie de médecine pour prendre date de son invention. Mais, avant l'ouverture de ce pli, avant que le secret de l'inventeur fût publié, nous avions déposé un pli analogue et écrit dans le même but à l'Académie des sciences. Voici le texte de ce pli :

Dans le but de donner à la physiologie cérébrale, telle que je l'ai exposée dans mon travail intitulé *Physiologie du système nerveux cérébro-spinal*, la sanction de l'expérimentation sur les animaux vivants, j'ai cherché d'abord un procédé qui me permît de léser n'importe quelle partie du cerveau sans compromettre la vie. A cet effet, je pratique d'abord un petit trou sur un point variable du crâne, au moyen d'une sorte de vilebrequin dont on se sert en chirurgie pour les sutures osseuses ; puis, à travers ce trou, j'introduis l'aiguille de la seringue de Pravaz jusqu'au point du cerveau que je veux détruire, et je pousse l'injection caustique (chlorure de zinc coloré en bleu). La partie touchée par l'injection est détruite ; elle ne remplit plus par conséquent ses fonctions, et j'examine ensuite, après que l'animal s'est reposé, quels sont les symptômes qu'il présente. Après cet examen, qui dure de six à vingt-quatre heures, je sacrifie l'animal, et je découvre facilement la partie lésée par l'induration des tissus en cet endroit et par leur coloration bleue.

Ces expériences m'ont permis déjà de constater que la perception *simple* se fait dans les couches optiques; que la perception *distinguée*, la *mémoire* réclament l'intégrité de la périphérie corticale; que la lésion des circonvolutions ne s'accompagne pas de paralysie des membres, mais seulement d'affaiblissement.

Évidemment je dois confirmer ces résultats importants par de plus nombreuses expériences. C'est ce que je me propose de faire; mais j'ai cru devoir consigner dès à présent ces résultats, tant à cause de leur importance que du procédé nouveau que j'ai employé pour les obtenir.

Paris, le 22 juillet 1872.

Comme nous le disions formellement dans ce pli à l'époque de son dépôt, nous avions déjà obtenu les principaux résultats que nous cherchions ; et comme nous ne faisions pas un secret de nos expériences, qui pouvaient se prolonger encore longtemps, nous avions cru devoir prendre date par un pli cacheté. L'ouverture ultérieure du pli de M. Beaunis est venue nous prouver, non pas que la précaution fût inutile, mais que nous avions eu l'honneur de nous rencontrer avec lui sur le même terrain et inspirés tous les deux par les mêmes idées. Personnellement, nous ne pouvons que nous en féliciter.

L'invention du procédé d'injection caustique dans le cerveau complète le nombre des conditions que nous voulions réunir avant d'expérimenter sur cet organe. Mais, avant de faire le récit de nos observations, nous pensons qu'il ne sera pas inutile d'initier le lecteur à tous les détails, à toutes les péripéties de l'expérimentation, de faire connaître aussi les conséquences très-variables de l'introduction d'une aiguille dans les diverses parties de la substance cérébrale, d'établir enfin quelques règles qui permettent de guider l'expérimentateur dans l'appréciation des troubles qu'il observe, surtout quand il s'agit de les mettre en regard des lésions produites. Puisse notre propre expérience servir à ceux qui voudront entrer dans la même voie.

CHLOROFORMISATION DES ANIMAUX. — Le procédé dont nous nous sommes servi est tout à fait identique à celui que nous employons pour les malades.

Nous enroulons une compresse en forme de cornet tronqué, c'est-à-dire ouvert à son extrémité effilée de façon que l'air extérieur puisse pénétrer par cet orifice ; nous remplissons à moitié le cornet de charpie et nous versons quelques grammes de chloroforme sur cette dernière. Cela fait, nous plaçons l'animal sur une table et nous introduisons son museau dans le cornet, nous maintenons ce dernier en place en le retenant vigoureusement avec les deux mains appliquées sur les deux côtés de la tête. Immédiatement après cette application, l'animal se révolte et

cherche à s'échapper ; mais, si un aide intelligent l'empêche avec
ses mains de dresser ses pattes de derrière, si en même temps
on maintient sa tête contre la table, ses efforts sont impuissants
et il finit par respirer librement et se laisser faire. Parfois cependant, si l'animal est vigoureux et d'un mauvais caractère, sa résistance est plus longue et plus difficile à combattre. Dans cette circonstance, on est heureux de posséder un bon poignet. Il nous
est arrivé deux ou trois fois, pour lutter efficacement contre l'in-
docilité de l'animal, de verser dans le sac une nouvelle dose de
chloroforme ; mais cela ne nous a pas réussi, car nous avons dépassé les limites de l'anesthésie et l'animal a succombé.

A ce propos, il ne faut pas qu'on ignore que le chien peut re-
tenir longtemps sa respiration, et c'est ce qu'il fait souvent quand
il a le nez dans le cornet ; de sorte que, si l'on ne tient pas compte
de cette particularité, on trouve que l'anesthésie se fait trop attendre, et c'est alors qu'on est entraîné à augmenter la dose de
chloroforme.

Pour bien juger de la marche de l'opération, il ne faut point
quitter des yeux les mouvements respiratoires de la cage thoracique. Tant que ces mouvements ne sont pas réguliers, l'animal
résiste ; il faut maintenir le cornet en place ; on ne l'enlève qu'a-
près avoir constaté pendant une minute environ que les respirations sont profondes, régulières et ronflantes. En ce moment, le
chien est bien endormi et on peut commencer l'opération.

Le sommeil anesthésique, chez le chien, m'a paru d'une durée
beaucoup plus courte que chez l'homme. Il est rare qu'on ne soit
pas obligé de replacer le museau dans le cornet avant la fin de
l'opération. C'est pourquoi on fera bien de tenir l'agent anesthésique à sa portée pour l'appliquer de nouveau dès qu'on s'aperçoit, à quelques mouvements de la tête, que l'animal se réveille.

Si par mégarde on a poussé trop loin l'action du chloroforme,
si les mouvements respiratoires de la cage thoracique sont abolis,
on s'assurera aussitôt si les mouvements du bord de la narine per-
sistent encore ; leur persistance est un bon indice et l'animal peut
être ramené à la vie ; s'ils ne sont plus, le cas est très-grave. Cependant il ne faut pas désespérer. Il nous est arrivé d'avoir aban-
donné dans un coin un chien qui ne présentait aucun mouvement et sur lequel nous avions employé tous les moyens possibles

pour réveiller le mouvement fonctionnel. Dix minutes après ce chien revenait à la vie. Ce cas est exceptionnel.

Les phénomènes qui suivent le réveil sont absolument les mêmes que chez l'homme. La sensibilité ne se manifeste que progressivement; les mouvements sont d'abord incohérents ; la station n'est guère possible, ou bien l'animal marche comme s'il était ivre. En général, après deux ou trois minutes, ces troubles ont fait place aux conditions normales.

INSTRUMENTS. — Un bistouri pour inciser la peau, un perforateur et une seringue de Pravaz, munie d'une aiguille creuse très-fine et en or, tels sont les instruments dont nous nous sommes servi dans nos expériences. Je ne parlerai que du perforateur.

Dans le principe, notre perforateur du crâne n'était autre chose que la petite vrille très-fine dont on se sert quelquefois pour extraire les corps étrangers de l'oreille. Nous ne l'avions choisi que parce qu'il était sous notre main ; mais nous avons dû renoncer à son emploi à cause de son peu de résistance. Deux fois nous avons tordu ou cassé le collet qui est au-dessus du pas de vis. C'est alors que nous avons adopté le petit vilebrequin dont on se sert pour les sutures osseuses. Cet instrument est parfait à cause de la rapidité de la manœuvre ; mais il présentait un inconvénient auquel nous avons dû remédier. L'épaisseur de la voûte crânienne étant très-variable, selon le lieu de la perforation et aussi selon la race, selon l'âge de l'animal, il est difficile de constater le moment précis où il faut arrêter la manœuvre, et il arrive souvent qu'en dépassant le but, on enfonce la mèche dans la substance cérébrale à une grande profondeur. Cela nous est arrivé quelquefois. Pour nous mettre à l'abri de cette complication, nous avons fait souder par M. Colin un petit collet métallique à 8 millimètres au-dessus de la pointe de la mèche. Ainsi modifié, le perforateur ne laisse plus rien à désirer.

LIQUIDE A INJECTION. — Le choix du liquide à injecter est, on le pense bien, un des points importants de nos expériences. Il s'agit en effet de localiser autant que possible les troubles que l'on veut produire, et tous les caustiques ne sont pas également propres à cela. Une solution sursaturée de chlorure de zinc nous a paru réunir les plus grands avantages. Ce caustique exerce son activité dans une zone que l'on peut facilement limiter par la quantité plus ou moins grande d'injection, et, de plus, il détruit la vie en durcissant les tissus. La lésion, par ce fait, se trouve nettement dessinée et on n'a pas à craindre les *processus* inflammatoires qui s'étendent au loin quand on emploie d'autres caustiques, la potasse et la soude, par exemple.

Le durcissement des tissus qui ont été atteints par le chlorure de zinc produisant un contraste frappant avec la mollesse de la substance cérébrale normale, nous aurions pu nous dispenser de colorer notre liquide dans le but de reconnaître le point précis de l'injection et de la partie détruite ; mais, pour plus de sûreté, nous l'avons coloré en bleu avec de l'aniline. Cette substance ne nous a pas paru affaiblir par sa présence l'action du caustique.

Procédé opératoire. — En quelque point du crâne que l'on opère, il est bon que l'incision soit perpendiculaire à la direction des fibres musculaires sous-cutanées, afin que l'on ait une ouverture suffisante par le simple écartement des lèvres de la plaie. Ainsi, d'une manière générale, l'incision doit être perpendiculaire à la ligne occipito-frontale. Après avoir incisé la peau, on trace avec la pointe du bistouri un petit carré au centre de l'ouverture, en ayant soin de faire pénétrer l'instrument jusqu'à l'os ; on racle ensuite de manière à enlever tous les tissus renfermés dans le carré. Ce raclage est très-important, comme on le verra bientôt.

Les choses étant ainsi préparées, on applique la pointe du vilebrequin au centre du carré, et en quelques tours le crâne est perforé. Cependant, si on a négligé de dénuder complétement la surface osseuse par le raclage, il peut arriver qu'entraînées par le mouvement de rotation, les fibres de tissu connectif, les fibres musculaires s'enroulent autour de la mèche. Cet enroulement des fibres rend l'opération difficile, et l'on fera bien de le détruire avec le bistouri.

Le crâne étant perforé, on introduit l'aiguille creuse, dont on se sert pour les injections sous-cutanées, à la profondeur que l'on désire, et on pratique l'injection. Cette opération est très-simple en définitive ; mais, comme on ne saurait aller trop vite, il est bon que l'on soit prévenu pour tous ces petits détails de tous les obstacles possibles.

Divers lieux d'élection. — Le point où l'on doit perforer le crâne est nécessairement variable selon la région intra-crânienne sur laquelle on veut expérimenter. Nous avons cherché à établir des règles précises sur ce sujet; mais la conformation variable des crânes, selon les races, nous a obligé d'y renoncer. Nous nous bornerons à donner quelques indications approximatives :

1° Pour atteindre facilement n'importe quelle partie des hémisphères cérébraux, il suffit de pratiquer le trou sur les côtés de la ligne occipito-frontale. Si l'on veut, par exemple, atteindre la partie externe du lobe sphénoïdal, point n'est besoin de perforer au niveau de cette région : il suffit de se tenir sur les côtés de la ligne médiane et d'introduire obliquement l'aiguille dans le sens latéral externe.

Si nous adoptons pour lieu d'élection les côtés de la ligne médiane, ce n'est pas sans motifs : en cet endroit, la voûte crânienne est tout à fait superficielle ; c'est à peine si l'on a à diviser quelques fibres musculaires, tandis qu'un peu plus en dehors, à 1 ou 2 centimètres (selon la race), les couches musculaires deviennent de plus en plus épaisses en descendant sous l'arcade zygomatique, et leur division entraînerait des lésions trop sérieuses au point de vue de l'observation.

2° Si l'on veut atteindre les couches optiques, il faut ouvrir le crâne au niveau de la réunion du tiers postérieur avec les deux tiers antérieurs de la ligne qui, de la protubérance occipitale, s'étend à la racine du nez. Le trou doit être pratiqué tout à fait sur le côté de la ligne médiane et dans un sens bien perpendiculaire, afin d'éviter la piqûre de la corne d'Ammon.

L'aiguille doit être enfoncée à une profondeur de 2 centimètres au moins.

3° On atteindra sûrement les corps striés si on pique au niveau de la partie moyenne de la ligne qui s'étend de la racine du nez à la protubérance occipitale et toujours, bien entendu, sur les côtés de la ligne médiane.

L'aiguille doit être enfoncée à une profondeur de 2 centimètres au moins.

4° Pour atteindre une région déterminée des circonvolutions, on n'aura qu'à se baser sur les indications précédentes ; mais on n'enfoncera l'aiguille qu'à une profondeur de 1 centimètre ;

5° Le cervelet est de toutes les parties la plus difficile à atteindre. Voici comment nous y parvenons :

Nous pratiquons une incision transversale au niveau de la protubérance occipitale ; puis nous circonscrivons avec la pointe du bistouri le petit espace compris dans l'angle formé par la protubérance occipitale externe et par la ligne courbe supérieure, et nous enlevons toute la portion de muscle qui vient s'insérer sur ces aspérités. L'os ayant été bien dénudé, nous appliquons la mèche du vilebrequin dans une direction verticale, et de telle façon que l'instrument décrive, par sa réunion avec la ligne occipito-frontale, un angle droit. Si l'angle était obtus, on pénétrerait sûrement dans le cerveau ; et, d'un autre côté, s'il était aigu, on s'exposerait à traverser simplement l'arête qui forme la ligne courbe supérieure, comme cela nous est arrivé une fois.

Les indications que nous venons de donner sont aussi positives que possible ; mais on conçoit que la variabilité de la forme des crânes nous ait empêché de leur donner un caractère plus formel, plus mathématique. Néanmoins, telles que nous les donnons, elles ne seront pas sans utilité ; nous en avons la certitude.

IV

APPRÉCIATION DES TROUELES QUI PEUVENT ACCOMPAGNER L'CPÉRATION.

Si l'on veut que les expériences provoquées dans le but de déterminer le rôle fonctionnel des diverses parties aient une valeur réelle, il faut bien se garder, dans l'appréciation des phénomènes observés, de confondre ceux qui résultent réellement de la lésion produite par le caustique avec ceux qui résultent de certaines complications inévitables et dues à l'opération. En conséquence, nous croyons devoir donner le résumé de notre observation sur ce sujet.

En général, la seule introduction d'une aiguille très-fine en or, au milieu de la substance cérébrale, ne produit, si on ne fait pas l'injection, aucun phénomène appréciable durant les trois ou quatre heures qui suivent l'opération ; l'animal se conduit absolûment comme un chien non blessé. Cependant, si l'aiguille a traversé un vaisseau un peu important, il peut s'ensuivre une hémorrhagie à la surface ou dans l'intimité même de la substance cérébrale, ou bien encore dans les cavités centrales, et cette hémorrhagie provoque des phénomènes variables selon le point où elle a eu lieu : des phénomènes d'excitation sans paralysie à la périphérie corticale, des phénomènes de paralysie et de prostration dans les cavités ventriculaires, des phénomènes d'insensibilité dans les couches optiques et des phénomènes de paralysie dans les corps striés. Ces phénomènes, le hasard nous les a mis sous les yeux lorsque, malgré nous, nous avons laissé pénétrer la mèche du vilebrequin dans les régions qui en sont le siége, ou bien encore lorsque l'injection, à notre insu, n'avait pas été faite par suite de l'obstruction du trou de l'aiguille. Nous avons eu d'ailleurs la confirmation de la justesse de nos appréciations lorsque, dans nos observations, nous avons trouvé les lésions produites par l'injection dégagées de toute autre lésion accessoire et résultant de l'opération. L'absence de phénomènes étrangers à la lésion était une contre-épreuve très-éloquente.

V

APPRÉCIATION DES TROUBLES QUI ACCOMPAGNENT
L'INJECTION CAUSTIQUE.

Si l'on était sûr d'avoir atteint avec l'aiguille la partie que l'on veut injecter, l'appréciation des phénomènes observés, après un certain nombre d'expériences, ne serait pas difficile. Mais il n'en est pas toujours ainsi ; il est rare, au contraire, que l'on ait atteint deux fois de suite exactement le même point. Il résulte de là que les phénomènes observés ne sont pas identiquement les mêmes, et que souvent ils sont tout le contraire de ce qu'on attendait, eu égard à la lésion de la partie que l'on avait prétendu atteindre. Ainsi, par exemple, il nous est arrivé un jour, après avoir essayé d'injecter les couches optiques, de n'observer que des phénomènes de paralysie avec conservation du sentiment. Ce résultat nous paraissait surprenant, car il renversait toutes nos notions ; mais l'autopsie fit disparaître tout étonnement : au lieu d'injecter les couches optiques, nous avions injecté les corps striés, et, dès lors, les phénomènes concordaient parfaitement avec la lésion. Dans cette circonstance, nous avions été trompé par la forme ronde de la tête de l'animal ; mais, au lieu de nous plaindre de notre erreur momentanée, nous en étions en quelque sorte satisfait, parce qu'en définitive notre étonnement ne provenait que de la connaissance de l'état réel des choses.

L'exemple que nous venons de donner est heureusement exceptionnel ; mais il n'est que l'exagération de ce qui arrive le plus souvent. On peut sans doute éviter les corps striés si on s'applique à atteindre les couches optiques ; mais il pourrait fort bien arriver que, au lieu d'atteindre ces dernières, on passât sur leur limite pour blesser la substance blanche qui les sépare des corps striés. Dans ce cas on aurait dans les phénomènes observés un mélange de perte du sentiment et de paralysie partielle. Il suffit donc d'être prévenu de ces conditions très-variables de l'expérience pour se tenir sur ses gardes et ne pas manquer de noter scrupuleusement tous les phénomènes, car l'autopsie, quoiqu'on ait eu dessein de léser, donnera toujours raison de leur manifestation.

Les observations qui précèdent s'appliquent à des erreurs possibles et inévitables. Occupons-nous à présent de l'appréciation des phénomènes quand l'opération a bien réussi et que l'on n'a détruit que ce que l'on a prétendu détruire.

Première observation. — Il faut que l'on sache que le caustique ne détruit pas instantanément les tissus, qu'il n'agit que peu à peu et de proche en proche, et que par conséquent, dès le début de l'expérience, loin d'avoir des phénomènes en rapport avec la destruction d'une partie, on a des phénomènes tout opposés : ce sont des phénomènes d'excitation là où l'on croyait avoir détruit la sensibilité, des phénomènes de mouvement là où l'on croyait avoir détruit la motilité. Les phénomènes corrélatifs à la destruction d'un organe par le caustique ne se manifestent donc en général qu'après une période plus ou moins longue d'excitation qui correspond elle-même à l'excitation simple des tissus produite par le caustique.

Deuxième observation. — Si le cerveau était composé de petites cases, comme le prétendait Gall, renfermant un organe destiné à donner naissance et de toutes pièces à une *faculté* indépendante, on aurait forcément, après la destruction de l'une de ces cases, des phénomènes exactement corrélatifs à cette destruction, et l'expérimentation serait réduite à une simplicité merveilleuse. Malheureusement il n'en est point ainsi. Le cerveau représente un mécanisme très-complexe dont toutes les pièces se touchent, s'influencent d'une manière nécessaire, et de telle façon qu'une pièce quelconque ne peut marcher que sous l'influence de celle qui la précède. Dans ce mécanisme, il faut aussi considérer les rouages qui représentent des centres d'action et les liens qui unissent les différentes pièces entre elles : les premiers représentent les centres de substance grise, les seconds les fibres blanches conductrices. Or qu'arrive-t-il lorsque, dans ces conditions, le caustique a détruit une portion du mécanisme ? Nous n'avons pas la prétention de répondre formellement à cette question excessivement complexe, car cela supposerait que la physiologie cérébrale n'a plus aucun secret pour nous ; mais nous pouvons, en donnant le résultat de notre expérience, y répondre en partie.

Toutes les fois que nous avons atteint les couches optiques avec l'injection, les phénomènes d'insensibilité ont été toujours accompagnés de mouvements de galop sur place qui, le plus souvent, persistaient sans discontinuer jusqu'à la mort. Voici comment nous expliquons le fait : si, par analogie, on applique au cerveau les notions expérimentales que l'on retire de l'étude de la moelle, on est obligé d'admettre que les cellules motrices n'entrent en activité que sous l'influence excitatrice des cellules sensitives à la faveur des prolongements cellulaires ; par conséquent, les cellules des corps striés ne jouissent d'aucune spontanéité et leur activité est liée à l'intégrité des couches optiques et aussi à l'intégrité des fibres qui unissent ces deux centres. Il semble dès lors qu'après avoir détruit les couches optiques, nous aurions dû avoir des phénomènes de paralysie à la place des mouvements de galop continu que nous avons observés. Sans doute ; mais il ne faut pas perdre de vue non plus la façon dont le caustique agit sur les tissus : le caustique détruit peu à peu, et son action ne se limite pas à la dernière cellule détruite ; celle qui vient après celle-ci subit également l'influence éloignée du caustique, et cette influence se manifeste par une suractivité organique de la cellule. Qu'on se figure à présent la partie indurée et détruite par l'injection entourée d'une zone de tissus congestionnés, et l'on comprendra comment il peut se faire qu'une partie détruite puisse exciter l'activité fonctionnelle d'une partie voisine. C'est précisément ce qui arrive lorsqu'ayant détruit les couches optiques par le caustique, on observe des mouvements continus qui dénotent une suractivité organique des corps striés. Cette appréciation est d'autant plus juste que les mouvements que l'on observe dans cette circonstance sont forcés, involontaires, et que l'animal ne saurait les réprimer, alors même qu'ils sont la cause de la douleur la plus vive, comme nous avons pu l'observer.

Lorsque, au lieu de détruire les couches optiques, on détruit les corps striés, on a des phénomènes d'un autre ordre. Les corps striés sont constitués par des cellules où viennent se localiser, se grouper toutes les incitations aux mouvements volontaires. La paralysie succède évidemment à leur destruction ; mais très-souvent il arrive que le sentiment, lui aussi, semble aboli. L'insensibilité, dans ce cas, n'est qu'apparente : la sensibilité persiste, puisque les couches optiques sont intactes ; mais elle ne peut se manifester par aucun mouvement : l'animal souffre, mais il ne saurait le prouver, puisqu'il est paralysé complétement. Il est rare cependant que l'on détruise entièrement les corps striés, et alors il persiste quelques mouvements de la tête ou des yeux, ou du cri, qui prouvent que la sensibilité n'est pas atteinte.

Les expériences qui portent sur les circonvolutions cérébrales sont les plus faciles à interpréter. En effet, ici ce sont presque toujours les mêmes phénomènes : phénomènes d'excitation à la marche et absence de mémoire et de connaissance. Ces phénomènes correspondent, d'un côté, à la destruction des cellules qui représentent les notions acquises ; de l'autre, à l'excitation des fibres blanches par cette destruction même. On remarquera qu'il suffit de détruire une région quelconque de circonvolutions pour obtenir des effets identiques au point de vue de la *connaissance*. Que la lésion siége sur les circonvolutions antérieures ou postérieures, l'animal, dans les deux cas, est tout aussi stupide et hébété. Le même phénomène se présente chez les idiots et les déments. La destruction des circonvolutions est le plus souvent limitée et très-variable chez ces derniers ; mais les uns et les autres ne sont pas moins idiots ou déments. Cette influence de la destruction d'une partie sur l'ensemble tient sans doute à la manière dont les notions acquises sont organiquement classées à la périphérie corticale du cerveau : il suffit que l'enchaînement soit rompu dans une certaine étendue pour que tout le mécanisme de la mémoire et de l'association des notions soit aboli.

Les expériences qui portent exclusivement sur les centres blancs donnent naissance à deux ordres de phénomènes : à des phénomènes de paralysie et à des phénomènes d'abolition de la *connaissance*.

Le noyau blanc étant composé de fibres qui conduisent soit les perceptions, soit l'incitation aux mouvements, on conçoit que, selon le point lésé, on ait une paralysie ou une amnésie partielles. L'avenir nous permettra sans doute, en multipliant nos expériences sur ce sujet, d'être plus précis ; pour le moment, nous devons nous borner à ces notions générales.

Troisième observation. — Toutes les fois que le caustique a dé-

3

truit un ou plusieurs vaisseaux importants, nous avons observé des phénomènes que nous ne pouvons attribuer qu'à cette destruction.

A. Nous avons observé des foyers hémorrhagiques multiples ou isolés dans des régions de la substance cérébrale éloignées du vaisseau lésé. Le mécanisme de la formation de ces foyers est assurément variable ; mais nous pensons que l'empêchement du retour du sang par la destruction des veines doit être le plus fréquent. Le cerveau recevant la même quantité de sang par les vaisseaux artériels et ne se dégorgeant plus suffisamment à travers les vaisseaux veineux était déchiré en plusieurs endroits par la pression artérielle. Nous avons la preuve certaine que ces déchirures ne se sont produites que quelques heures après l'injection, c'est-à-dire après le temps voulu pour que l'oblitération des vaisseaux fût complète (voir les observations XIX, XX, XXVII, XXVIII).

B. Nous avons fréquemment observé l'injection *sablée* d'une partie ou de toute la substance blanche. Le mécanisme de cette injection est évidemment le même que celui des foyers hémorrhagiques, avec cette seule différence que le raptus sanguin a eu lieu, dans ce dernier cas, sur de petits capillaires.

C. Nous avons constaté des ramollissements partiels ou généraux de la substance cérébrale, dont la formation rapide a été pour ainsi dire foudroyante. En raison de cette rapidité même, nous n'avons pu attribuer le ramollissement qu'à une lésion profonde de la circulation. Les parties ramollies se présentaient sous deux aspects très-différents : tantôt le ramollissement s'accompagnait d'une injection vive de la partie ; tantôt, au contraire, le tissu était pâle et exsangue. Il nous semble qu'on doit attribuer le premier à la destruction des veines et le second à la destruction de l'artère nourricière.

Quatrième observation. — Dans nos premières expériences nous avons injecté le caustique dans un seul hémisphère et nous avons remarqué que les résultats étaient aussi complets que si nous eussions injecté les deux. Ainsi, par exemple, si nous détruisions la couche optique d'un côté, nous abolissions le sentiment aussi complétement que si nous eussions détruit en même temps celle du côté opposé.

Nous nous sommes assuré de ce fait en injectant d'abord un
côté ; puis, après un certain temps d'observation, en injectant
l'autre. Cette dernière injection n'a rien ajouté aux phénomènes
observés après la première.

Ces faits sont en contradiction formelle avec ceux que nous
trouvons dans l'anatomie pathologique. Qu'on ouvre, par exemple,
l'*Anatomie pathologique* de M. Andral, et l'on constatera que la
sensibilité n'est pas abolie, bien que l'une des couches optiques
soit entièrement détruite, l'autre restant saine. Ces faits sont au-
thentiques, et l'on en trouve de semblables dans les autres publi-
cations.

Comment alors expliquer cette contradiction entre les faits
de l'expérimentation et les faits de l'anatomie pathologique ?

En ce qui concerne les couches optiques, nous croyons avoir
trouvé un motif plausible : la commissure grise qui unit les deux
couches optiques est relativement très-grosse chez le chien ; elle
l'est à ce point qu'on pourrait dire que les couches optiques sont
réunies entre elles par une couche optique intermédiaire. Il suit
de là qu'une circulation très-active unit les deux côtés, et que les
lésions d'un côté retentissent d'une manière profonde sur le côté
opposé.

Effectivement, c'est ce qui a lieu ; toutes les fois que nous
avons lésé une couche optique avec le caustique, nous avons
trouvé l'autre fortement injectée ou ramollie. Mais, dira-t-on,
cette influence doit s'exercer également chez l'homme dans l'état
de maladie. Dans les cas d'hémorrhagie dans les couches optiques, c'est probable. Aussi remarque-t-on une perte complète de
connaissance ; mais cette influence d'un côté sur l'autre ne persiste pas chez l'homme, à cause de l'indépendance plus grande des
organes vis-à-vis les uns des autres. Lorsque la destruction d'une
couche optique est due à une cause organique lente, l'influence
de cette lésion sur le côté opposé ne se fait pas sentir, parce que,
à mesure que le tissu cérébral se détruit en un point, un travail
inflammatoire salutaire se développe tout autour de ce point et
préserve ainsi les parties voisines d'une influence fâcheuse. En
d'autres termes, dans les lésions traumatiques, dans les hémorrhagies, l'organisme n'oppose immédiatement aucun obstacle à
l'extension rayonnante de la blessure ; dans les maladies chroni-

ques, il entoure la lésion d'une barrière que trop souvent le mal pousse lentement devant lui, il est vrai ; mais la barrière n'en existe pas moins.

Quoi qu'il en soit, pour nous mettre à l'abri de toute fausse interprétation, nous avons, dans beaucoup de cas, pratiqué notre expérience sur les deux côtés à la fois, et nous avons, autant que possible, détruit les mêmes organes. Ces expériences sont évidemment les plus probantes.

VI

OBSERVATIONS EXPÉRIMENTALES.

Après avoir mis le lecteur en mesure de s'intéresser et d'apprécier par lui-même les observations expérimentales que nous avons recueillies, nous allons lui faire connaître ces dernières dans tous leurs détails : mode opératoire, phénomènes consécutifs à la lésion, autopsie. Afin de mieux préciser les points lésés, nous avons eu le soin de les fixer sur le papier avec le crayon et le pinceau. Ces planches, tracées par une main trop inexpérimentée, n'avaient d'abord que le mérite d'être une reproduction fidèle de la vérité ; mais, grâce au concours de M. Léveillé, elles nous paraissent satisfaisantes à tous les points de vue.

Nous donnons ces observations par ordre de date, nous réservant de grouper [ensuite dans des tableaux séparés les observations qui ont pour objet les mêmes régions du cerveau. Nous adoptons ce mode d'exposition parce qu'il est tout à fait conforme à la marche que nous avons suivie nous-même dans nos recherches successives (1).

IV. — CHIEN TERRE-NEUVE.

(Voir planche I, fig. 1.)

Après avoir endormi l'animal avec le chloroforme, je prends une de ces petites vrilles dont on se sert pour retirer les corps étrangers de l'oreille, et je pratique un trou sur le côté gauche de la ligne médiane du crâne, à peu près à égale distance de la protubérance occipitale et de la racine du nez. Puis j'enfonce l'aiguille de la seringue de Pravaz à une profondeur de 2 centimètres, et je donne un tour de piston pour faire pénétrer une goutte de chlorure de zinc coloré en bleu avec de l'aniline.

Après un court instant de prostration, dû sans doute à l'effet du chloroforme, l'animal s'est réveillé ; je l'ai mis sur ses pattes et il marchait comme un animal ivre ; il entendait très-bien, mais il paraissait insensi-

---

(1) Les première, seconde et troisième observations, recueillies sur deux poules et un chien, ne nous ont donné que des résultats confus ; nous nous abstenons de les publier.

ble aux excitations de la queue et des oreilles. Cependant ses grands yeux
ouverts étaient tout à fait insensibles à l'approche du doigt et d'une lumière, ou du moins aucun mouvement réactionnel appréciable ne répondait à cette approche.

Pendant une demi-heure l'animal est resté dans cet état; puis il s'est
mis à se plaindre, à aboyer très-fort, d'une manière continue, et en même
temps il se manifestait une paralysie des membres postérieurs.

Une heure après l'opération, le chien était accroupi sur le parquet, les
membres pelviens portés en avant, et le museau entre les membres tho-
raciques; il jappait continuellement, était très-sensible au moindre bruit,
ne se tenait plus sur ses pattes quand on le relevait, et si on l'excitait,
il se traînait à plat ventre à l'aide de ses pattes de devant.

La sensibilité générale était revenue, car il s'agitait sous l'influence du
pincement des oreilles; un flacon renfermant de l'ammoniaque ayant été
approché de ses narines, il a éternué en détournant la tête et en se grattant
le nez avec les pattes de devant. Par contre, il ne paraissait rien voir, et
on pouvait approcher une bougie de ses deux yeux sans obtenir la moindre réaction.

Ce même état s'étant maintenu pendant deux heures sans modification,
et croyant reconnaître, à ses aboiements continus, que le chien éprouvait
une grande souffrance, je l'ai endormi pour toujours avec du chloroforme.

Autopsie. — Le lobe gauche ayant été coupé par tranches horizontales,
j'ai été surpris de ne pas trouver trace de l'aiguille. On ne peut s'expliquer ce fait que par la ténuité excessive de l'instrument, qui aura pénétré en écartant simplement les fibres. Quoi qu'il en soit, arrivé au niveau
de la partie moyenne des couches optiques, la teinte bleue de l'aniline
s'est montrée en dehors de ces dernières, et j'ai pu constater que, dans
l'étendue d'une pièce de vingt centimes, la substance blanche était durcie et colorée en bleu. C'est là évidemment que l'aiguille s'est arrêtée et
que l'injection a été faite. Voici le point précis : un peu en dehors et en
avant de la corne d'Ammon, sur le trajet des faisceaux blancs qui pro-
viennent des régions postérieures et sur la limite externe de la couche
optique.

Réflexions. — Le sentiment, chez cet animal, paraissait conservé, sauf
le sens de la vue. Cependant je suis porté à croire que, s'il paraissait insensible à l'approche d'une bougie, c'était plutôt parce qu'il n'avait pas la
connaissance de cet objet. L'injection, en effet, avait détruit les fibres
qui transmettent à la périphérie corticale les perceptions optiques, et qui,
réciproquement, transmettent l'excitation de cette périphérie corticale à
la couche optique pour y réveiller les perceptions de souvenir. Il est donc
possible que le sens de la vue fût conservé : l'animal voyait, mais il ne
connaissait pas et il restait immobile.

La paralysie des membres postérieurs indique que cette région de substance blanche est pour quelque chose dans l'exécution des mouvements
pelviens.

V. — CHIEN ROQUET BLANC.

La chloroformisation n'offre aucune particularité. Après avoir incisé la peau du crâne sur le côté gauche et à égale distance de la protubérance occipitale et du bord antérieur du frontal, j'ai appliqué la vrille ; mais, le collet de cette dernière s'étant tordu, j'ai dû me rendre chez M. Charrière pour choisir un autre perforateur. Le vilebrequin dont on se sert pour les sutures osseuses a eu mes préférences. J'ai endormi de nouveau l'animal et j'ai appliqué le foret. Malheureusement, comme il n'est pas facile de saisir le moment précis où le crâne est traversé, l'instrument a filé entre mes mains et en un clin d'œil la flèche avait pénétré à une profondeur de 2 centimètres dans le cerveau. Naturellement je n'ai pas fait l'injection, et voulant profiter de ma mauvaise fortune, j'ai observé les résultats de mon opération involontaire. L'animal a tourné convulsivement sa tête du côté opposé à la lésion, qui était à gauche ; puis je l'ai mis sur ses pattes, et il n'était pas paralysé : il ne savait où il allait, il se heurtait et tombait à chaque pas. Le pincement des oreilles donnait une réaction plaintive ; l'ouïe n'était pas abolie ; j'ai approché une bougie des yeux et il n'y a pas eu réaction : les paupières restent ouvertes. J'ai laissé l'animal tranquille pour rédiger ces notes ; il ne se plaint pas, il est assis sur ses pattes de derrière, la tête en bas et tournée du côté droit. J'approche de nouveau une bougie de ses yeux ; mais il ne bouge pas, et les pupilles ne se contractent pas. Il réagit, au contraire, au pincement des oreilles.

Autopsie. — Le foret s'était arrêté vers le centre de la couche optique du côté de son bord interne ; il n'avait laissé d'autre trace de son passage qu'un peu d'épanchement sanguin.

Réflexions. — Le phénomène qui domine dans cette observation, c'est la coïncidence de la perte de la vue avec une lésion limitée des couches optiques. Comme ce point a été considéré par d'autres observateurs, et par Serres en particulier, comme étant le siège de la vision, nous nous rangeons complétement à leur avis.

L'absence de paralysie est aussi remarquable.

VI. — CHIEN ÉPAGNEUL JAUNE.

Ce chien était si indocile, que j'ai dû laisser le sac de chloroforme sous son nez, et pendant que je l'opérais, il est mort. Néanmoins, après cinq à six minutes d'efforts inutiles pour le rappeler à la vie, j'ai continué l'opération, et, à mon grand étonnement, les mouvements respiratoires sont revenus dès que j'ai injecté le chlorure de zinc. Malheureusement ils ont cessé une minute après.

Autopsie. — J'ai constaté que l'injection était tombée dans la partie antérieure du ventricule gauche, et que les tissus en cet endroit étaient durcis et colorés en bleu.

VII. — CHIEN ÉPAGNEUL.

La chloroformisation a été facile, l'opération aussi, grâce à un collet circulaire que j'ai fait souder à un demi-centimètre au-dessus de la pointe de la mèche. Ce collet est destiné, on le devine, à prévenir la pénétration de la mèche dans le cerveau, après qu'on a traversé le crâne.

Donc j'ai enfoncé mon aiguille sur le côté gauche, et après avoir fait l'injection, j'ai constaté que l'animal, sans avoir perdu connaissance, s'est traîné sur son ventre en remuant vivement les pattes; puis, peu à peu, il s'est relevé et a marché quelques instants; il entendait très-bien, il sentait le pincement, il léchait avec une grande insistance le sang qu'il allait chercher sur la plaie avec sa patte gauche.

Quand j'ai voulu nettoyer ma seringue, je me suis aperçu que son orifice était bouché. Ce fait, rapproché de la bénignité des symptômes observés, m'a suggéré l'idée que le caustique n'avait pas pénétré dans le cerveau. J'ai introduit de nouveau l'aiguille par le même trou, et, cette fois, je suis bien certain que l'injection a été faite. Aussi mon étonnement est grand en constatant que l'animal n'est pas plus affecté de cette opération que de la première. Ce qui me frappe le plus dans son état, c'est qu'il marche sans cesse, comme poussé par une force invisible, d'un air hébété, et se heurtant douloureusement la tête à tous les obstacles. Pendant vingt minutes il a continué ce manége sans se coucher une seule fois. Aux phénomènes précédents vient s'ajouter une bave très-abondante qui marque la trace de ses pas. Enfin, deux heures après l'opération, il trouve un coin obscur dans un cabinet noir et il s'y couche. Cependant à plusieurs reprises je suis entré dans la pièce, je l'ai appelé et il est toujours venu, non sans beaucoup de difficultés, car il s'embarrasse au milieu de tous les obstacles. Décidément *il voit,* car il fuit la bougie, mais sans vivacité, *sans connaissance,* et par le seul effet de l'impression pénible. Les phénomènes précédents n'ayant présenté aucune modification, je l'endors tout à fait avec le chloroforme, cinq heures après l'opération.

Autopsie. — Le lobe gauche, dans toute son étendue, est d'un rouge lie de vin très-remarquable, et qui contraste d'une manière frappante avec la couleur légèrement rosée du lobe droit. Les sinuosités des circonvolutions sont marquées par de grosses lignes noirâtres; sur la face supérieure et externe, la couleur rosée est remplacée par une tache vert sombre, ayant les dimensions d'une pièce d'un franc. Cette tache est située au niveau du lobe sphénoïdal. La première coupe horizontale pratiquée sur ce lobe nous fait voir que l'aiguille n'a pas dépassé la limite interne des plis cérébraux, et que l'injection s'est répandue, à la faveur de ces plis, sur une grande surface. Tous les points que le caustique a touchés sont durcis, et les vaisseaux sanguins le sont à ce point qu'on les croirait injectés avec une substance coagulante.

Deux nouvelles coupes m'ont permis de constater que, dans la première opération, l'aiguille s'était arrêtée au-dessus du noyau intra-ventriculaire du corps strié.

Réflexions. — Cette observation est remarquable en ce que des lésions profondes du cerveau n'ont pas été accompagnées de paralysie. Il n'y a eu qu'affaiblissement des membres, incertitude dans la démarche comparable à celle d'un animal ivre, ou bien encore à celle des animaux que Flourens privait de leur cervelet. D'ailleurs, cet affaiblissement, nous l'attribuons volontiers plutôt au manque de direction qu'au manque de force, car lorsque nous avons voulu endormir la bête pour la dernière fois, elle nous a opposé une résistance extraordinaire.

Le chien avait tous ses sens et tous ses mouvements ; par conséquent, ce n'est pas dans la périphérie corticale qu'il faut aller chercher ni le centre de perception ni l'incitation aux mouvements volontaires. On ne peut chercher dans cette région que les conditions organiques qui permettent de conserver les notions distinctes, de telle façon qu'elles puissent être comparées entre elles et reproduites à nouveau dans le centre de perception pour constituer par ce fait des notions de souvenir. En effet, dans notre expérience, l'hébétude, l'ébriété ne peuvent s'expliquer que par le manque d'association dans les notions acquises et par le manque de souvenir.

Que penser après cela des expériences de Flourens sur le cervelet ?

VIII. — CHIEN ÉPAGNEUL BLANC.

Ce chien était très-vif et très-vigoureux ; aussi la chloroformisation a été longue et difficile. Cependant j'ai réussi, et j'ai ouvert le crâne sur le bord de la ligne médiane du côté gauche, plutôt du côté de la protubérance occipitale que du frontal. Comme j'avais l'intention d'atteindre les couches optiques, j'ai enfoncé l'aiguille à une profondeur de 2 centimètres et demi. Le réveil a été prompt, et aussitôt après l'animal s'est mis à japper ; puis, posé sur ses pattes, il s'y est maintenu un instant, mais cela n'a pas duré ; il est tombé sur un des côtés, la tête fortement inclinée en arrière, jappant toujours et remuant les quatre membres, comme s'il courait au galop. La position de la tête était très-remarquable ; la cage thoracique était dilatée d'une manière permanente, et la respiration se faisait exclusivement par le diaphragme ; la trachée se montrait au-devant du cou par une forte saillie ; les oreilles étaient redressées. Ce qui m'a frappé, c'est que cet état n'était pas le résultat d'une contraction tétanique, car toutes les parties étaient souples, et, sans effort, on pouvait les ramener à leur position normale. Les mêmes phénomènes se présentaient, que l'on couchât le chien soit sur le côté gauche, soit sur le côté droit.

Les jappements étaient incessants et les membres continuaient leur train de galop ; parfois, par des soubresauts violents, l'animal changeait de place. Une fois il s'est mis la tête sous un des barreaux de la table, et sans pouvoir en sortir il continuait son manége ; pendant quelques in-

stants ses pattes de derrière ont frappé très-fort contre un des pieds de la
table ; mais il ne ressentait aucune douleur, car les mouvements des membres se produisaient toujours selon le même rhythme.

Au bout d'un quart d'heure, une écume sanguinolente sortait de la
gueule ; les jappements ont alors cessé, mais les quatres pattes allaient
toujours. En ce moment, nous avons fortement pincé les deux oreilles :
pas de réaction douloureuse ; ensuite nous avons approché une lumière
des deux yeux assez près pour brûler les cils : pas de mouvements ni des
paupières ni de l'iris; puis enfin nous avons approché une allumette
soufrée des narines sans obtenir le plus léger mouvement de réaction. Cet animal ne *sentait* absolument rien, mais il courait toujours sur
place. Deux heures après l'opération il est mort avec tous les symptômes
de l'asphyxie par congestion, sans cesser jusqu'au dernier moment de
nous montrer les phénomènes que nous venons de signaler.

Autopsie. — Pressé de voir les lésions qui correspondaient aux symptômes précédents, nous avons ouvert le crâne trois heures après la mort.
Le lobe gauche ne présentait pas une coloration différente de celle du
lobe droit. On se rappelle que dans l'observation précédente le lobe lésé
était le siége d'une injection remarquable ; il est vrai que dans ce dernier
cas l'injection caustique avait été faite dans les plis cérébraux et non dans
les parties centrales, comme dans l'observation présente. Pour le moment nous bornons là nos investigations, et nous mettons la cervelle dans
une solution d'acide chromique pour l'examiner à l'aise quand elle sera
durcie.

Le succès a dépassé nos espérances; mais signalons tout d'abord un
petit incident qui nous a donné de graves appréhensions. Le trait de scie
que nous avions pratiqué sur les côtés du crâne pour en faire l'ouverture
avait intéressé un peu le lobe gauche, de telle sorte que, en enlevant la
cervelle un peu trop brusquement, nous avons fait sans le vouloir une
coupe oblique de la face externe du lobe gauche. Cette coupe a été
fort heureuse. En effet, sur la surface de section, du côté des centres,
nous avons reconnu le cylindre de la corne d'Ammon ainsi que le
corps bordant, et à la partie supérieure du cylindre on voyait la trace
de passage de l'aiguille. Cette coupe fortuite permet d'étudier l'étui de
l'hippocampe, ainsi qu'une grande partie de cette circonvolution re-
tournée.

Une nouvelle coupe nous a montré la couche optique et le corps strié
vers leur partie moyenne. Nous avons constaté que l'aiguille s'était arrêtée au centre de la couche optique, et que l'injection s'était répandue
au milieu de son tissu, qui était entièrement durci et coloré en bleu. La
couche optique du côté droit était injectée d'une manière remarquable
et légèrement ramollie.

Réflexions. — La destruction de la couche optique, coïncidant avec la
perte de tous les sens et la conservation du mouvement, nous autorise à
admettre que le point où le mouvement impressionneur est trans-

formé, en *perception* ou en *chose sentie* se trouve dans les couches optiques. Quant au mouvement involontaire et incessant des quatre membres,
on ne saurait l'attribuer à autre chose qu'à l'excitation inévitable qui, des
couches optiques, s'est irradiée vers les corps striés. Nous savons, en effet, que les cellules motrices n'ont pas par elles-mêmes l'initiative du
mouvement, et que pour entrer en activité elles ont besoin de l'excitation des cellules impressionneuses. Dans l'observation présente, la destruction des couches optiques par le caustique joue, vis-à-vis du corps
strié, le rôle d'excitant.

IX. — CHIEN DE CHASSE.

La chloroformisation a été difficile. Après l'ouverture du crâne, l'animal s'est réveillé ; mais, avant de faire l'injection, j'ai voulu l'endormir
de nouveau. Je suis allé trop loin dans cette seconde opération ; cependant les mouvements respiratoires sont revenus sous l'influence de l'ammoniaque et de quelques pressions sur le ventre. J'ai profité de cela pour
observer les effets consécutifs de l'inhalation. Le chien se conduisait
comme un animal ivre ; en marchant il tombait et restait volontiers couché ; peu à peu cependant il s'est réveillé, et il répondait à ma voix et à
mes caresses.

Après l'avoir endormi de nouveau, j'ai enfoncé mon aiguille avec l'intention d'injecter le corps strié du côté gauche. A son réveil, l'animal,
mis sur ses pattes, n'offrait aucun signe de paralysie ; il cherchait même à
ôter sa muselière. Je regarde mon aiguille, et, en poussant le piston, je
m'aperçois que l'injection ne sort pas. Je me rappelle alors que j'avais
rencontré une résistance pour franchir la voûte crânienne ; c'est en ce
moment que la pointe de l'aiguille s'était pliée et avait ainsi obstrué le
conduit.

Il est bon de faire remarquer ici l'innocuité de la pénétration d'une fine
aiguille dans la substance cérébrale. Je remplace l'aiguille en or par une
aiguille en acier, et cette fois l'injection est bien faite ; mais aussi les
symptômes sont bien différents.

Dans une première période le chien marche ; mais il ne tarde pas à
tomber sur ses pattes de derrière, qui sont paralysées. La sensibilité
de l'oreille, celle de la queue paraissent absentes ; il a le regard hébété, il entend très-bien, il voit aussi ; mais, si je présente une allumette soufrée ou de l'ammoniaque sous ses narines, il reste impassible.
Son œil est naturel, et l'approche du doigt fait cligner les paupières.
Il ne se plaint pas ; il est couché, l'œil ouvert, mais l'air abruti. Si on l'excite, il cherche à se mouvoir, mais avec ses pattes de devant seulement
et en remuant la tête. Peu à peu les yeux s'injectent, le globe oculaire est
le siége d'une oscillation transversale rapide, convulsive ; le regard prend
quelque chose d'effrayant, puis la tête se porte convulsivement du côté
de la queue et du côté lésé. En ce moment, j'ai essayé l'allumette de-

vant les yeux : l'animal n'a pas bougé. L'odorat était absolument anéanti ; mais, en pinçant très-fortement la queue et les oreilles, on obtenait une faible réaction des membres antérieurs et de la tête. En ce moment la queue s'est remuée rhythmiquement ; on aurait dit que le chien s'en servait comme d'un chasse-mouches au niveau de son museau. Mais ces mouvements étaient involontaires, car les poils de la queue pénétraient quelquefois dans les yeux sans que le chien parût s'en émouvoir. Cette période ayant duré plus d'une heure, le chien a rapproché de plus en plus son museau de sa queue sans pouvoir le changer de place ; ses membres antérieurs se mouvaient comme dans la course, sa respiration était haletante et entrecoupée par des aboiements très-forts. Trois heures après l'opération, il succombe dans un état complet d'épuisement.

Autopsie. — Après avoir pratiqué la coupe médiane, je divise l'hémisphère gauche par tranches horizontales, en commençant par le sommet. Arrivé au niveau du centre ovale et du corps calleux, je trouve la substance blanche très-dure, surtout au niveau du genou du corps calleux. La coupe suivante intéresse le corps strié et la couche optique, et je constate là que l'aiguille s'est arrêtée au milieu des stratifications blanches et grises qui séparent la couche optique du corps strié. Ce dernier est en grande partie durci, mais la couche optique n'était indurée qu'à sa partie antérieure. Portant mes investigations sur les parties voisines, je constate que l'injection avait été trop abondante, et qu'elle s'était répandue en remontant dans le ventricule. Les portions déclives de cette cavité, en avant et en arrière, avaient été surtout atteintes ; le genou du corps calleux était très-dur, ainsi que la corne d'Ammon dans toute son étendue, jusqu'au lobe sphénoïdal, qui lui-même était intéressé, surtout le noyau de substance grise dans lequel aboutit l'une des racines du nerf olfactif.

Réflexions. — La multiplicité des lésions que nous venons de constater semble jeter une certaine confusion dans notre observation ; cependant, à défaut de démonstration formelle, elle nous présente des indications très-précieuses que nous devons signaler. Et d'abord mentionnons la coïncidence qui existe entre les troubles partiels de la sensibilité et les lésions partielles des couches optiques. L'animal, en effet, n'a perdu que la vue et l'odorat, mais aussi nous ne trouvons qu'une lésion superficielle de la partie antérieure de la couche optique. Quant à la paralysie du train postérieur, elle ne peut être atttibuée qu'à la lésion de la partie postérieure du corps strié, ainsi qu'à la destruction des fibres qui unissent en cet endroit la couche optique au corps strié. Nous trouverons souvent dans nos observations cette lésion toujours liée à la paralysie des membres postérieurs ; par conséquent, nous ne pouvons hésiter sur le véritable rôle fonctionnel de cette région. La persistance du mouvement involontaire du train antérieur est due évidemment à l'excitation provenant des lésions et transmise de proche en proche jusqu'aux parties saines.

X. — CHIEN DE GARDE.

(Voir planche I, fig. 2.)

J'ai voulu, dans cette expérience, reproduire les mêmes phénomènes que dans la précédente, mais en injectant un peu moins de liquide ; elle a failli échouer : malgré le collet que j'ai fait mettre à la mèche du vilebrequin, cette dernière s'est enfoncée à une profondeur de 1 centimètre. Il faudra ajouter un collet un peu plus large. Cependant, voulant voir les résultats de cette opération, j'ai attendu et j'ai constaté que l'animal ne présentait que les phénomènes consécutifs à l'administration du chloroforme. Quand il a été bien réveillé, je l'ai endormi de nouveau, et alors j'ai enfoncé l'aiguille en ayant la précaution de la maintenir en place quelques instants, en ne la retirant qu'après avoir tourné le piston de manière à reprendre le liquide qui n'avait pas été absorbé.

Immédiatement après l'animal a paru assoupi, mais peu à peu il s'est réveillé, et, mis sur ses pattes, il a pu marcher quelques instants pour retomber ensuite en jappant beaucoup. Puis il a vomi de la bile ; il s'est relevé et a voulu marcher, comme s'il était poussé par une force invisible ; il se heurtait à tous les obstacles et se mettait sous les meubles dans des positions très-bizarres. Il voyait très-bien cependant, mais ses membres répondaient mal aux incitations de la volonté. Il affectait particulièrement les coins obscurs. Enfin, après dix minutes de ce manége, il est tombé sur le côté par le fait de la paralysie des membres antérieurs ; il se tenait encore sur les membres postérieurs, mais difficilement. Il entendait ma voix, à laquelle il répondait par un mouvement de tête ; il sentait le pincement des oreilles et de la queue ; il voyait très-bien ; mais l'ammoniaque ne paraissait agir que si on laissait tomber une goutte sur la narine.

Après avoir essayé vainement de se soutenir sur ses pattes de derrière, il est tombé tout à fait sur le côté, et dès lors il a été définitivement paralysé des quatre membres. Cependant il jappait toujours, ses yeux étaient mobiles et le sentiment intact, même celui des membres paralysés ; il était très-vivant et très-fort.

Quatre heures après l'opération, j'ai résolu de le sacrifier à cause des aboiements incessants et de la persistance des mêmes phénomènes. A cet effet, je lui ai injecté sous la peau une solution renfermant 5 centigrammes de sulfate de strychnine. Environ deux minutes après, il a paru se réveiller ; il a cherché à se mettre sur son séant, mais il ne le pouvait pas ; ses pattes de devant sont entrées dans un mouvement de galop très-rapide ; les pattes de derrière suivaient ce mouvement, mais faiblement ; puis ses membres se sont roidis à plusieurs reprises différentes, ainsi que la cage thoracique. Enfin les mouvements respiratoires ont cessé, mais les battements du cœur, très-lents, énergiques, ont encore persisté pendant deux minutes.

Autopsie. — Dans une première coupe j'ai mis à nu la corne d'Ammon, comme on peut le voir dans la planche I, fig. 2, ainsi que le noyau intra-ventriculaire du corps strié. J'ai constaté que l'injection avait été faite au niveau de la partie superficielle de ce noyau, et que la zone d'induration s'étendait sur une surface de 1 centimètre de diamètre en longueur et en profondeur. Le reste du cerveau était parfaitement sain.

Réflexions. — On ne saurait trouver une observation plus démonstrative du rôle qu'on doit attribuer au corps strié dans la fonction cérébromotrice. C'est évidemment là que se trouvent les conditions organiques de l'incitation aux mouvements volontaires. En effet, la destruction de toute autre partie du cerveau ne s'accompagne pas de paralysie complète avec conservation du sentiment. On doit voir également dans cette observation, comparée à d'autres, une nouvelle preuve de l'exactitude de notre manière de voir, lorsque nous plaçons les conditions organiques de la perception dans les couches optiques.

XI. — PETIT CHIEN LOULOU.

(Voir planche I, fig. 3 et 4.)

J'ai piqué l'animal avec l'intention de reproduire les mêmes phénomènes que dans l'observation précédente. Après l'injection, le chien a eu, comme celui d'hier, des vomissements de bile, mais moins abondants; il n'a pas jappé du tout et, mis sur ses pattes, il tombait comme une masse inerte. Tous ses sens étaient conservés, l'ouïe surtout était très-fine. Un quart d'heure après, il s'est levé et a fait plusieurs fois le tour de la chambre, comme s'il était poussé par une force invisible; ce manége était interrompu de temps en temps, parce que les jambes de devant fléchissaient, et alors il tombait. Quelques instants après, en général sous l'influence d'un bruit, il se levait et ambulait en cercle sur le côté gauche, comme précédemment. Une heure après l'opération cependant, il est tombé complétement paralysé des quatre membres, mais il voit, il entend, il odore, il *sent* vivement, mais sans japper, sa tête seule remue. Son oreille droite est relevée spasmodiquement, le même côté du museau présente quelques contractions cloniques.

Il est bon de remarquer que la tendance de tous ces animaux blessés à gauche est de tourner la tête à gauche; d'ailleurs, l'ambulation en cercle se fait de ce côté.

Neuf heures après l'opération, les phénomènes restant les mêmes, c'est-à-dire l'animal ayant tous ses sens, surtout l'ouïe, et étant paralysé des membres, j'ai voulu essayer d'abolir la sensibilité en injectant les couches optiques du côté droit. Immédiatement après l'opération, l'animal est tombé dans le coma le plus profond : il n'entendait plus, il ne voyait plus, il n'odorait plus, il sentait le pincement à l'oreille et à la queue, mais non aux pattes. Les mouvements des membres étaient plus complétement abolis. Ce chien semble dormir d'un sommeil profond que rien, si ce n'est le pincement, ne peut réveiller; mais après cette excitation, il retombe comme une masse inerte. La respiration se fait calme, et les mouvements qui l'accompagnent décèlent seuls la permanence de la vie. Contrairement à l'état qui avait précédé la deuxième injection, les paupières sont fermées, et assez énergiquement pour que j'aie de la peine à les ouvrir.

J'ai laissé cet animal pendant toute la nuit dans les conditions que je viens de décrire ; ce matin il est dans le même état ; le pincement lui fait remuer la tête ; mais non le bruit, ni l'ammoniaque appliqué sous son nez ; les paupières sont convulsivement fermées. Cet animal semble dormir, tant sa respiration est calme et régulière. Il n'a pas jappé depuis la première opération. Je lui injecte la solution de strychnine sous la peau, et cinq minutes après il succombe.

Autopsie: — Dans cette autopsie, j'ai à examiner les deux lobes.

Le lobe gauche à la première coupe me présente, en arrière, la corne d'Ammon, puis la surface du corps strié, et tout à fait en avant la piqûre avec une zone de tissu colorée en bleu. Le corps calleux est induré à son extrémité (voir pl. I, fig. 3) ; la seconde coupe me montre que l'aiguille a pénétré sur la limite de l'extrémité pyriforme du corps strié, et que les effets du caustique ont intéressé tout à la fois la substance grise et la zone de fibres blanches qui précèdent cette dernière.

La première coupe du lobe droit me fait voir que l'aiguille a pénétré en dehors de la couche optique, entre cette dernière et le corps strié. La seconde coupe me montre que la partie antérieure de la couche optique est détruite, ainsi qu'une partie du corps strié (voir planche I, fig. 4).

Réflexions. — Cette observation est intéressante, parce que nous avons pu détruire, successivement et à volonté chez le même animal, les manifestations des mouvements volontaires et celles de la sensibilité. Non-seulement elle est intéressante, mais très-probante au double point de vue du rôle fonctionnel des couches optiques et des corps striés. D'un côté nous voyons la destruction de la partie antérieure du corps strié coïncider avec la paralysie des membres antérieurs tout d'abord, et avec la paralysie des membres postérieurs un peu plus tard. De l'autre, nous voyons la destruction de la partie antérieure des couches optiques entraîner la perte à peu près complète du sentiment. Il est évident que ces coïncidences nous autorisent à accorder aux corps striés un rôle de premier ordre dans l'incitation aux mouvements volontaires, et aux couches optiques un rôle non moins important dans la transformation du mouvement impressionneur en choses senties. L'analyse des particularités que présente cette observation, confirme de tout point notre manière de voir. En effet, en suivant pas à pas la marche des symptômes observés, on peut assister en quelque sorte à l'action progressive du caustique sur les tissus. Dans une première période, l'animal peut encore se tenir sur ses pattes, mais par suite de la lésion de la partie antérieure du corps strié, les pattes de devant s'affaiblissent et l'animal tombe ; puis le caustique exerçant son influence de proche en proche jusqu'à la partie postérieure du corps strié, les membres postérieurs à leur tour se paralysent. Pendant ce temps le sentiment reste intact, parce que les couches optiques sont elles-mêmes intactes. Après la seconde opération, la couche optique se trouve intéressée dans une de ses parties seulement, il est vrai, et les manifestations du sentiment sont abolies. Cette abolition complète coïncidant avec la destruction partielle de la couche optique, ne peut s'expliquer que par la destruction des fibres qui unissent les couches optiques aux corps striés. On comprend, en effet, que la transmission de l'impression sentie au centre organique du mouvement étant interceptée, l'animal soit privé de toute manifestation expressive ; il peut sentir encore, mais il ne saurait le prouver.

XII. — CHIEN DE CHASSE.

(Voir planche I, fig. 5 et 6.)

Je crains bien de n'avoir pas réussi. J'ai piqué avec l'intention d'atteindre la couche optique du côté gauche ; mais au moment de faire l'injection, je me suis aperçu, à la résistance du piston, que l'aiguille était bouchée. J'ai dû la retirer et la replonger de nouveau.

Après l'injection l'animal n'a pas bougé, il était paralysé des quatre membres, ne sentait pas le pincement de la queue et des oreilles, il ne voyait pas, il n'odorait pas le soufre. Dix minutes après, il s'est mis à aboyer d'une manière continue, avec des intonations variables ; mis sur ses pattes, il ne se tenait pas et tombait. Quelques instants après, la patte droite de devant se met à faucher, puis les quatre pattes se roidissent. Aux jappements succèdent des plaintes continues, la respiration devient très-oppressée. Les membres sont le siége d'un tremblement identique à celui qu'on observe dans l'empoisonnement par la strychnine. Jamais je n'ai vu de paralysie aussi complète : la tête, les pattes, tout. Je suis porté à croire que la paralysie complète vient de ce que tous les éléments cellulo-impressionneurs étant détruits, l'excitation aux mouvements ne peut pas se produire (j'avais cherché à injecter les couches optiques). Cependant... une partie des corps striés doit être détruite, car la destruction elle-même des couches optiques est une cause excitante des corps striés... Peut-être l'injection a pénétré dans les ventricules et elle aura détruit tout à la fois les couches optiques et les corps striés. Telles étaient mes réflexions et mes incertitudes en présence des phénomènes étranges que j'observais. Voyant que les phénomènes précédemment décrits se prolongeaient sans modifications apparentes, je me suis servi du chloroforme, et je puis dire que je n'ai jamais vu un animal mourir aussi tranquillement.

Autopsie. — L'examen extérieur du cerveau ne présente rien d'anormal, pas d'injection, pas de dureté même au niveau de la terminaison de la corne d'Ammon. Je divise le cerveau en deux, et sur la coupe du côté gauche je ne constate aucune coloration bleue ; seulement en appuyant le doigt sur les différentes parties, je constate au niveau du genou du corps calleux une dureté significative. Je fais une première coupe hori-

zontale et de haut en bas ; rien d'anormal, si ce n'est la présence de la
piqûre ; une seconde coupe qui intéresse la corne d'Ammon ; une troisième coupe enfin, qui intéresse une partie du plancher du ventricule
latéral. Là je constate que l'aiguille a traversé le corps strié en son centre, et que, dans son trajet, elle a laissé une certaine quantité de liquide
caustique qui a durci presque entièrement le noyau gris. Mais ce n'est
pas tout : l'aiguille avait pénétré plus profondément et avait abouti au
milieu des fibres blanches qui séparent la couche optique du corps strié.
L'injection avait été faite en ce point et avait détruit toutes les fibres
blanches interposées entre la couche optique et le corps strié.

Réflexions. — On ne saurait trouver une observation plus complète au
point de vue qui nous occupe. En effet, non-seulement la substance grise
et la substance blanche qui constituent le corps strié ont été détruites,
mais encore les fibres qui unissent l'organe du sentiment à l'organe du
mouvement ont été profondément lésées, de telle façon qu'on peut dire
que l'animal ne se mouvait pas volontairement par suite de la destruction de l'organe central, et aussi parce que l'excitation aux mouvements
ne pouvait pas se faire. (Voir pour les détails anatomiques la planche I,
fig. 5 et 6.)

XIII. — CHIEN DE GARDE.

(Voir planche I, fig. 7.)

Immédiatement après le chloroforme, le chien perd tout mouvement
et tout sentiment. J'ai injecté du côté gauche et au niveau des deux
oreilles, c'est-à-dire en arrière, dans le but d'attraper les couches optiques.
Dix minutes après, il paraît se réveiller et fauche avec ses quatre pattes,
mais sans pouvoir se lever ; les mouvements cessent et la tête se porte
en arrière, le cou tendu ; la respiration devient suspirieuse, mais régulière ; les côtes se lèvent avec un grand effort ; les membres sont le siége
de mouvements isolés d'extension ; mais ce qu'il y a de plus remarquable,
c'est le mouvement oscillatoire de haut en bas des globes oculaires. Cette
oscillation a duré pendant cinq minutes, puis les globes sont restés convulsés en bas, la cornée disparaissant presque entièrement sous la paupière inférieure. Vingt respirations par seconde, très-régulières avec
bruit à l'expiration. Il fauche de nouveau de temps en temps avec les
pattes de derrière ; des pattes de devant l'une est étendue, l'autre est
fléchie. L'odorat est très-sensible à l'ammoniaque, mais l'animal ne paraît
pas sentir le pincement ; il n'entend ni ne voit. Le mouvement des pattes postérieures est incessant ; les deux de devant sont immobiles, mais
elles restent tendues. Il a senti un fort pincement des oreilles, mais une
bougie placée à 1 centimètre des deux yeux ne l'a fait ni bouger ni
cligner les paupières.

Une heure après l'opération, il succomba dans une sorte d'état tétanique et avec les signes d'une congestion pulmonaire violente.

Autopsie. — L'aiguille a pénétré à 5 millimètres du bord du lobe gau-

4

ché et est descendue dans le ventricule, puis elle a piqué la couche optique à 2 millimètres de son bord antérieur, et l'injection a été faite dans l'angle de séparation des couches optiques et des corps striés, en avant de la commissure grise. Des traces d'injection se montrent autour de la partie interne du corps strié qui est durcie, ainsi que la partie antérieure des couches optiques. Le troisième ventricule était rempli d'une sérosité sanguinolente et bleue ; un vrai caillot se montre au point où a eu lieu l'injection. Le pilier antérieur du trigone jusqu'au corps calleux est durci ; ce dernier, au niveau de son genou, et le chiasma sont également durs.

Réflexions. — La multiplicité des lésions que nous avons constatées ne nous permet pas de retirer de cette observation des conclusions formelles. Nous pouvons néanmoins signaler la coïncidence de l'abolition partielle du sentiment avec la lésion partielle des couches optiques, et la coïncidence des mouvements convulsifs et la contracture du globe oculaire avec le durcissement du chiasma des nerfs optiques.

XIV. — CHIEN DE GARDE RESSEMBLANT BEAUCOUP AU PRÉCÉDENT.

(Voir planche I, fig. 8.)

Immédiatement après l'injection, qui a été faite dans les mêmes conditions et dans le même but que la précédente, il y a perte du sentiment et du mouvement. Cet état dure dix minutes ; mais bientôt le chien se réveille, il entend, il voit, et il ne tarde pas à reprendre les allures d'un chien bien portant. Assis sur ses pattes de derrière, il me regarde écrire ; son oreille se dresse à mon sifflement, il voudrait bien s'en aller ; mais il entortille sa corde autour de son cou.

Après avoir attendu une demi-heure, et n'observant rien d'anormal, je pense que l'injection n'aura pas eu lieu, comme cela m'est déjà arrivé une fois par suite de l'obstruction du trou de l'aiguille. Je l'endors de nouveau, et cette fois je crois que l'injection a réussi. Immédiatement après l'animal tombe insensible et sans mouvement, comme précédemment. Il faut croire que ceci est le simple résultat de la pénétration de l'aiguille dans le cerveau (mais quand l'aiguille seule est en cause cet état se dissipe peu à peu, tandis qu'il persiste si l'injection a eu lieu). Je pense, d'ailleurs, que le chlorure de zinc détruit lentement les tissus, et, par conséquent, ce n'est qu'après un certain temps qu'on peut observer judicieusement les effets de la lésion. Quoi qu'il en soit, je le pince fortement à l'oreille, rien ; j'approche un objet de sa cornée, rien ; l'odorat seul est sensible à l'ammoniaque, comme le prouve un mouvement de tête.

Cinq minutes après, à mon grand étonnement, le chien lève la tête et me regarde ; puis il la laisse tomber, puis il la relève. Je le siffle, il ne me répond pas, je le mets sur ses pattes, il retombe, il fait des efforts avec sa tête pour se relever, mais il ne le peut. Il entend un grand bruit.

Il cherche à se lever et se tient mal un instant sur ses quatre pattes ; mais il veut marcher et alors il retombe. Quelques instants après je le siffle et le caresse, il cherche à venir en se traînant sur ses quatre pattes, mais il y renonce et tombe.

Deux heures après je reviens auprès de lui, je le trouve avec toute sa connaissance ; il répond à mes caresses, mais ses mouvements ne sont pas sûrs ; il tombe souvent. Je coupe le lien ; il veut me suivre, mais il est obligé de tourner en cercle sur le côté gauche. Cependant il me suit vers la porte en tournant toujours. Ce mouvement le tient depuis longtemps, car pendant mon absence, il avait entortillé la corde autour de son cou au point de s'étrangler. Il s'assoupit, mais le bruit de mes pas le réveille. Six heures après l'opération, voyant qu'aucune modification ne survient, je le sacrifie.

Autopsie. — L'aiguille avait pénétré à 1 centimètre de la ligne médiane dans le lobe gauche. La figure 5 de la planche I représente une coupe horizontale, à la surface de laquelle on peut voir les deux piqûres, l'une petite, l'autre grande, dans le centre blanc, en avant de la courbure de la corne d'Ammon et en dehors des couches optiques et des corps striés. La substance blanche seule a été lésée et un peu la partie postérieure des corps striés.

Réflexions. — Ces lésions coïncident bien avec la conservation de la sensibilité et avec le trouble des mouvements, mais à quoi attribuer le mouvement de manége ?

XV. — CHIEN BASSET.

(Voir planche II, fig. 1.)

L'injection paraît bien faite au niveau des couches optiques. Immédiatement après l'opération l'animal n'y voit pas, ne sent ni l'ammoniaque ni la douleur ; il est complétement paralysé et porte sa tête en arrière et en haut, tandis que ses pattes portées en avant donnent à son attitude l'aspect de ces animaux que l'on peint dans les salles à manger.

Une écume sanguinolente sort de sa bouche et de son nez. Il est impossible de voir un animal plus anéanti, plus privé de sens ; il ne sait où il est, mais si je le tourne, il se cramponne avec une patte pour se tenir. Contrairement à tous les autres chiens, il tourne sa tête vers la droite. Mis sur le dos, il fait aller sa patte de devant pour se relever, mais ses pattes de derrière restent tendues en avant. L'allumette approchée des yeux ne produit aucune réaction motrice de l'œil ou des paupières ; mais en l'approchant de l'oreille, celle-ci se meut par une sorte de mouvement réflexe. Une heure après, cet animal meurt sans secousse comme asphyxié.

Autopsie. — L'aiguille est entrée à 5 millimètres du bord du lobe gauche, a traversé le corps calleux au niveau de l'étui de l'hippocampe, et, en définitive, a pénétré dans la couche optique, au niveau de son tiers antérieur, mais à égale distance du bord interne et du bord externe. La figure 1 de la planche II représente très-bien la coupe de la corne d'Ammon et de la partie superficielle de la couche optique. Le point C indique l'endroit où l'injection a été pratiquée ; ce point est environ à la partie moyenne et antérieure de la couche optique ; la zone indurée dans la couche optique mesure 8 millimètres de diamètre.

Réflexions. — Ces lésions correspondent parfaitement à l'anéantissement des sens, surtout à l'abolition absolue de l'odorat si l'on admet les centres de M. Luys ; mais ce qu'il y a de remarquable, c'est que le mouvement n'était pas aboli fondamentalement ; il ne lui manquait, pour se produire, que l'excitation fonctionnelle, c'est-à-dire l'activité des couches optiques.

XVI. — CHIEN ÉPAGNEUL.

(Voir planche II, fig. 2.)

J'ai l'intention d'injecter le cervelet, mais la mèche mal retenue par le collet s'enfonce profondément. Cependant j'injecte ; je crois avoir atteint les couches optiques.

Après cela le chien ne sent absolument rien, pas même l'ammoniaque dans les narines. Il se met à galoper sur place, mais il ne saurait se tenir sur ses quatre pattes. Au bout d'un quart d'heure ce manége cesse, et l'animal continue à respirer sans faire aucun mouvement. Il meurt une heure après l'opération.

Autopsie. — Une hémorrhagie considérable avait eu lieu, et le sang s'était épanché dans l'arachnoïde jusqu'au-dessous de la protubérance. Le lobe droit présente une piqûre sur le côté du *vermis superior* et à sa partie antérieure.

Je pratique la coupe médiane, et par des coupes horizontales, je me propose d'étudier la lésion. Je ne m'étais pas trompé dans mes prévisions ; je trouve le ventricule droit rempli par un caillot, puis sur la surface de section, au niveau de la partie postérieure (voir la figure 2 , pl. II) de la couche optique, un caillot qui se continuait avec un caillot semblable sur la partie analogue de la couche optique gauche, dans laquelle la mèche du vilebrequin avait pénétré à la profondeur de 5 millimètres. Toute la région comprenant la protubérance et les masses du noyau encéphalique est fortement injectée à droite et à gauche sur la surface de section. Je coupe les pédoncules supérieurs et la protubérance par une section perpendiculaire, et je constate que l'injection s'est répandue dans les circonvolutions du cervelet qui sont immédiatement en arrière du tubercule quadrijumeau inférieur. Le tissu est coloré en bleu et durci. Quant à la mèche du vilebrequin, elle est sortie du cervelet, à ce niveau, pour pénétrer dans le cerveau en traversant la fente cérébrale et aboutir à la partie postérieure et inférieure de la couche optique droite, en passant entre les deux tubercules quadrijumeaux. L'extrémité de la mèche s'est arrêtée dans la couche optique gauche. La cavité occupée par le caillot qu'a

déterminé cette pénétration contiendrait bien une amande de petite pê-
che ; elle a 1 centimètre de diamètre et occupe en grande partie la place
de la couche optique droite.

Réflexions. — Ces lésions nous expliquent pourquoi l'animal était tout
à fait insensible sans être paralysé. Les couches optiques étant entièrement détruites, le sentiment devait être entièrement aboli ; mais les
corps striés n'ayant pas été atteints, on comprend que des mouvements
inconscients aient pu se produire sous l'influence seule de l'excitation des
parties lésées.

XVII. — GRAND CHIEN DE CHASSE.

Avec de grandes précautions, je parviens à pratiquer mon trou sur le
côté droit de la crête occipitale dans le but d'atteindre le cervelet. J'injecte ; mais à ma grande surprise l'animal ne manifeste aucun trouble : il
connaît, il marche bien. Je lui fais une seconde injection dans la crainte
de m'être tompé ; même résultat. Je lui en fais une troisième, il ne paraît pas plus ému !... Cependant un moment après, il regarde fixement et
se met à courir très-vivement en cercle du côté gauche. (J'avais fait l'injection du côté droit.) Une seconde fois il se met à courir tout d'un coup,
mais les jambes sont faibles et il se traîne sur le ventre ; puis il s'arrête
et reste tranquille sur le dos, les pattes en l'air. Dix minutes après il se
réveille, se met sur le ventre et sur ses pattes et regarde en l'air, de tous
côtés, comme s'il fût étonné. Je l'appelle, je fais semblant de m'en aler,
il se met sur ses pattes et veut me suivre ; ses yeux l'expriment vivement, mais une force invisible l'oblige à se tourner du côté droit et à marcher en cercle sur lui-même. Enfin il se couche, et recommence à marcher en cercle dès qu'on veut le faire suivre. Je le sacrifie quatre heures
après l'injection.

Autopsie. — Au lieu d'atteindre le cervelet, la mèche de mon vilebrequin a pénétré au niveau des circonvolutions cérébrales postérieures du
côté gauche. Afin d'éviter une semblable méprise à l'avenir, j'ai examiné
la question et j'ai constaté que pour parvenir sûrement dans le cervelet,
il faut que la tige de l'instrument forme un angle droit avec la face supérieure du crâne. Si l'angle est trop obtus, on pénètre dans le cerveau.
Quoi qu'il en soit, cette observation n'est pas perdue, au contraire elle
est très-précieuse pour montrer le rôle important de la substance grise
des circonvolutions dans ce que nous appelons *connaissance, notion acquise,* classée et devenant par ce fait un des éléments indispensables du
jugement et de la mémoire. L'injection avait détruit une partie des circonvolutions et avait atteint le centre blanc jusqu'à la corne d'Ammon.
Si on rapproche de ce fait les symptômes observés, on ne peut pas mettre en doute notre manière de voir.

XVIII. — CHIEN DE GARDE VIGOUREUX.

(Voir planche II, fig. 3.)

L'injection est faite sur les côtés de la ligne médiane, en arrière, près du cervelet, et à une profondeur de 3 centimètres. Après les phénomènes résultant du chloroforme, ce chien reprend connaissance; il entend, il voit, il sent l'ammoniaque, il souffre. Il veut s'élancer, comme en fureur; mais il retombe, et alors il se roule à terre ; puis il galope sur place avec ses quatre pattes ; il veut de temps en temps tirer sa muselière, mais il est trop maladroit. Si j'approche mon doigt de l'œil, il ne cligne pas la paupière, et la pupille ne se contracte pas. L'approche de l'ammoniaque lui fait remuer la tête; il sent le pincement. En somme, les mouvements sont altérés, ou plutôt le sentiment de l'équilibre ; mais il sent sans pouvoir le manifester d'une manière claire. Que puis-je avoir injecté ? Je suis fort embarrassé. Il tourne toujours la tête du côté droit.

Une demi-heure après, la respiration est très-fréquente, bruyante, profonde. Les pattes de devant sont tendues en avant; celles de derrière le sont aussi, mais elles sont le siége de mouvements tétaniques portant sur l'articulation de la hanche. La queue remue aussi. La respiration est sonore, très-fréquente, comme pendant une longue course (cent respirations par minute). Il meurt une heure après l'opération.

Autopsie. — L'aiguille a pénétré dans le lobe gauche et est arrivée, en traversant le pilier postérieur du trigone, sur la partie postérieure de la couche optique, dans laquelle l'injection a été faite. L'induration s'étendait au faisceau de fibres blanches qui borde en cet endroit la couche optique; elle s'étendait aussi jusqu'au corps genouillé interne. Le ventricule était rempli de sang, et un caillot, qui m'a paru ancien de quelques jours, occupait une partie du lobe frontal. Cette observation est confuse. Il est impossible de rattacher les symptômes observés à des lésions aussi nombreuses.

XIX. — CHIEN LOULOU BLANC.

(Voir planche II. fig. 4.)

J'injecte des deux côtés de la ligne médiane, au milieu des lobes frontaux, et de telle façon que l'injection atteigne le centre de ces lobes.

Après la stupeur chloroformique, l'animal aboie beaucoup, sans pouvoir se mettre sur ses pattes; puis, à ma voix, il se précipite en avant, le poil hérissé; mais il se traîne sur le ventre, à droite, à gauche, se heurtant la tête aux obstacles. Enfin, après dix minutes, il tombe épuisé, les pattes de derrière parfaitement tendues en avant jusqu'au museau ; les pattes de devant, au contraire, sont fléchies et presque entièrement paralysées. Il entend et répond par un son plaintif, imperceptible; il voit, et sent la douleur. La queue est redressée en l'air, et un moment elle a remué comme dans la joie ; le cou paraît paralysé ; la respiration est suspirieuse ; il y a de l'écume dans la gueule. L'animal ne bouge plus.

Une demi-heure après, il est dans le même état. Je le mets sur le dos ; ses pattes de derrière, contracturées en avant jusque-là, se contractent en arrière, ou plutôt elles sont dans l'extension forcée en arrière, de manière à ne faire qu'une ligne droite avec le corps ; les pattes de devant sont fléchies en l'air, sans faire aucun mouvement. Puis, la tête est immobile et tendue en avant. Il meurt dans le même état deux heures après l'opération.

Autopsie. — Je trouve le lobe antérieur gauche très-durci et les veines colorées en bleu dans toute l'étendue du lobe ; le côté droit est beaucoup moins dur et moins injecté.

Les coupes horizontales et successives du lobe gauche me font voir la substance blanche injectée d'une manière remarquable ; c'est la véritable injection sablée. Toutes les veines qui bordent la scissure de Sylvius sont parfaitement colorées en bleu et dures. L'injection, de ce côté, a été faite dans un des plis de la face inférieure du lobe frontal, et elle s'est répandue dans les plis environnants ; aussi toutes les circonvolutions sont durcies, de même que la partie antérieure du centre blanc. La couche optique est profondément ramollie, et le corps strié est couleur de chair vive.

Dans le lobe droit, l'injection n'a pas produit de si grands ravages ; la piqûre n'a pas été si profonde, et l'injection s'est produite dans les plis de la face externe. Néanmoins le lobe est également injecté dans toute son étendue.

Réflexions. — Cette observation est un peu complexe parce que les centres blancs ont été lésés en même temps que les circonvolutions de la région antérieure. Il est vrai que nous trouvons des troubles correspondant à ces deux ordres de lésions. Comme nous le verrons dans d'autres observations, les lésions de la périphérie corticale n'entraînent pas la paralysie. Par conséquent, tout ce qui, dans notre observation, tient de la paralysie doit être attribué à la lésion des centres blancs. Quant à la perte de *connaissance*, on ne saurait l'attribuer qu'à la lésion des circonvolutions.

XX. — CHIEN DE GARDE.

(Voir planche II, fig. 5 et 6.)

Je pique des deux côtés de la ligne médiane, au niveau des corps striés, mais en n'enfonçant l'aiguille que pour arriver dans les circonvolutions. Après le réveil chloroformique l'animal commence à grogner ; puis, couché sur le côté, il fait aller ses quatre pattes en galopant ; il sent la douleur, il entend, il voit, il grogne si je le prends par le dos. Il meurt sans convulsions, galopant toujours de moins en moins, une heure après l'opération.

Autopsie. — La piqûre dans le lobe droit a été faite au niveau des circonvolutions frontales, et l'injection a pénétré en avant des corps striés, pour se répandre dans les plis qui limitent la scissure de Sylvius dont les veines étaient colorées en bleu. Tous les plis de la face antéro-externe étaient durs, et la surface des coupes était très-injectée de sang, surtout au niveau du noyau intra-ventriculaire du corps strié et au niveau de la substance blanche qui le sépare du noyau extra-ventriculaire.

Le lobe gauche a été piqué et injecté à peu près au même endroit, mais un peu plus en arrière. L'injection s'est répandue à 5 millimètres en avant des corps striés, tout près des plis des circonvolutions frontales. Contrairement à ce qui a eu lieu de l'autre côté, ce lobe n'est nullement injecté ; la substance blanche est d'une blancheur remarquable ; il n'y a que la zone de l'injection qui soit jaunâtre et bleue au centre.

Réflexions. — Nous verrons plus tard, dans les observations qui présentent des lésions simples de la périphérie corticale, que la connaissance seule est compromise et que cet état est compatible avec la vie. Par conséquent, à quoi tiennent la mort prompte et les troubles divers dont nous avons été témoins chez cet animal? Je ne puis les attribuer qu'aux lésions de la région centrale, qui sont elles-mêmes le résultat de l'obstruction des veines de la périphérie corticale sous l'influence du caustique. On ne saurait, en effet, attribuer à une autre cause l'injection vive et le ramollissement des parties survenus avec une si grande promptitude.

XXI. — GROS CHIEN DE CHASSE.

Il ne faut jamais désespérer en présence des accidents survenus sous l'influence du chloroforme. La résistance de cet animal avait rendu l'opération si difficile, qu'il semblait avoir succombé au chloroforme. Je l'avais laissé dans un coin, pour aller chercher un autre chien, et lorsque je suis revenu, je l'ai trouvé vivant. J'avais piqué au niveau des couches optiques, et l'injection a été faite au milieu des circonvolutions du côté gauche. L'animal ne bouge pas, mais il n'est pas paralysé ; car, si l'on pince ses pattes, il les retire. Il odore, il voit, il sent la douleur ; mais il regarde d'un air hébété. Je l'appelle : il n'a pas l'air de me reconnaître, malgré ses grands yeux braqués sur moi. Un moment après, il se lève et va se coucher en chancelant dans un coin.

Trois heures après l'opération, comme il ne présentait rien d'anormal — il sentait, il marchait — j'ai voulu piquer et injecter le côté droit au même niveau et autant que possible dans le même endroit. Après l'opération, il se plaint beaucoup ; il jappe ; il se lève difficilement sur ses quatre pattes, mais il va se heurter contre tous les obstacles. Il se met dans des positions impossibles, dont il ne peut plus sortir, et alors il se plaint. Il voit, il entend, il souffre. Je n'ai jamais vu une expérience plus démonstrative : il court de tous côtés, se heurtant la tête contre les obstacles; puis, après dix minutes de cette course effrénée, il tombe,

cherchant à se relever sans pouvoir y parvenir. Enfin il y parvient et se
jette dans un coin, en frappant avec le museau ; puis il reste là, le museau dans l'angle du mur, la respiration haletante comme après une
longue course, et il se plaint.

Deux heures après, il dort ; mais on le réveille facilement par le pincement ; puis il se plaint d'une manière continue. J'injecte de la strychnine
et il meurt.

Autopsie. — L'injection du côté gauche a pénétré dans la circonvolution qui précède, en arrière, celle de l'hippocampe, et celle du côté
droit a pénétré, moins bas, dans la même région. Il y a un peu d'injection dans la substance blanche et de l'induration de circonvolutions
touchées.

Réflexions. — Voilà un animal dont les circonvolutions seules ont été
lésées des deux côtés, et chez lequel le sentiment et le mouvement sont
intacts. Une seule chose manque chez lui : la mémoire des choses nui-
sibles, le jugement, en un mot la *connaissance.* Et pourquoi cela ? La
raison en est simple : la région où les perceptions sont organiquement
classées de manière à pouvoir réveiller le centre de perception sous
forme de *notions de souvenir* est en partie détruite. Il n'est donc plus
étonnant que le chien frappe son museau contre un mur qu'il voit, car il
ne se souvient plus que ce choc peut être douloureux pour lui.

XXII. — CHIEN DE GARDE.

(Voir planche II, fig. 7 et 8.)

J'injecte des deux côtés, au niveau des lobes frontaux. L'animal, livré
à lui-même, tient le museau appuyé contre terre, comme s'il suivait une
piste ; il va droit devant lui, et quand il rencontre le mur il semble vouloir le traverser et s'irrite de la résistance qu'il rencontre. Il entend, il
voit, il odore. Ce chien n'est ni paralysé ni insensible ; il va, il vient, il
se roule et, le plus souvent, se frappe le museau à terre ; il se plaint.

Deux heures après, il est dans le même état ; il va, vient, sans trop
savoir où il est ; il sent, il voit, il odore et se couche maladroitement le
nez par terre. Je le pose sur une table, je le caresse : il répond avec sa
queue ; les yeux sont fermés. J'approche de l'ammoniaque du nez : il
réagit, puis il retombe dans son indifférence.

Trois heures après l'opération, il est toujours idiot et les yeux fermés ; il
entend, il sent le pincement, et puis il s'endort. Les globes oculaires
sont convulsés, au bas, d'une manière très-forte.

Autopsie. — Le lobe gauche a été piqué à sa partie antérieure, et l'injection a détruit une partie des circonvolutions antéro-externes jusqu'auprès du corps strié. Le lobe droit a été piqué au même endroit,
mais la destruction est moins étendue.

Réflexions. — La coïncidence de la perte de la *connaissance* avec la
destruction des circonvolutions est ici formelle. En effet, l'animal sent

de toutes les façons et il se meut librement, mais il ne sait ni où il est ni ce qu'il fait, et, tout en se faisant mal, il ne sait éviter la souffrance. Il est impossible, quand on a vu des animaux dans cet état, de mettre en doute le rôle fonctionnel que nous attribuons à la périphérie corticale.

XXIII. — GROS CHIEN ÉPAGNEUL.

(Voir planche III, fig. 1 et 2.)

J'injecte des deux côtés sur la ligne médiane, au niveau des lobes frontaux. Après l'opération l'animal est déposé à terre; il court, il tourne, sans trop savoir où il va; il se heurte, se met dans des coins sans pouvoir en sortir; alors il jappe très-fort, cherchant inutilement à se dépêtrer. Après un instant je le tire de l'obstacle où il s'est fourré; je le mets sur ses pattes, mais il est tombé paralysé sans cesser de japper très-fortement. Il me voit, il entend, il odore. Une demi-heure après, ce chien m'étonne. Il n'a cessé de japper qu'à présent : il voit et il entend encore, mais il ne bouge pas. Pourquoi?

Un moment après ses pattes de derrière se portent en avant contracturées et les pattes de devant fauchent. Peu à peu sa respiration devient très-fréquente, imitant le bruit de la locomotive. Ses pattes de derrière tremblent, ses pattes de devant vont de l'avant, comme au galop. Il me produit l'effet des chiens dont j'ai blessé les couches optiques et la corne d'Ammon. Il meurt deux heures après l'opération sans convulsions en galopant toujours.

Autopsie. — Grande quantité de sang dans l'arachnoïde frontale et dans la partie antérieure de la fente cérébrale en avant. Le lobe gauche a été piqué en avant et sur le côté; l'aiguille a traversé toutes les circonvolutions de la face externe et est venue injecter la partie blanche, située en avant et en dehors du corps calleux, à 5 millimètres du corps strié, sur son côté externe. La circonvolution qui est en avant de la piqûre est remarquable par son injection sablée, il n'y a de durcies que les circonvolutions de la face externe.

Le lobe droit a été piqué en avant sur les côtés de la ligne médiane et l'injection s'est produite en avant du genou du corps calleux et un peu au-dessous de lui. Celui-ci est durci dans la moitié de sa longueur; en avant une injection vive, mais moins prononcée que dans le lobe gauche.

Réflexions. — Dans une première période, les troubles observés correspondent bien aux lésions de la périphérie corticale; mais dans une nouvelle période il survient de nouveaux phénomènes (la respiration haletante et le mouvement de galop) qui m'embarrassent. Faut-il attribuer ces phénomènes à la destruction de la partie antérieure du corps calleux?

XXIV. — CHIEN DE GARDE JAUNE.

(Voir planche III, fig. 3 et 4.)

J'injecte des deux côtés sur la ligne médiane au niveau des lobes fron-
teaux. Immédiatement après, cet animal est dans la stupeur ; mais il voit,
il entend ; il souffre quand je le pince, mais il reste immobile et couché
sur le côté. Il se réveille et se tourne du côté gauche ; le train postérieur
s'affaiblit, et il tourne avec plus de violence en se traînant sur son ventre. Il frappe son nez contre les obstacles et tourne toujours en se plaignant. Ses plaintes sont très-fortes ; il se repose, puis il s'élance de nouveau en tournant à droite cette fois, mais il tombe sur le côté et fait des
efforts inouïs avec ses pattes pour se redresser, en se plaignant toujours,
comme un chien essoufflé. Les cris de plainte redoublent avec le mouvement des pattes quand je veux le relever.

Un moment après je le soulève ; il se démène vivement en se roulant
lant à gauche ; il jappe, comme si quelqu'un était là. Il entend mon
sifflet, il voit, il souffre, puis il tombe, en se plaignant toujours, comme
paralysé ; je veux relever ses pattes de derrière, elles tombent inertes ;
les pattes de devant sont assez roides. Il dort ensuite les yeux convulsés
en bas, les paupières fermées ; il se plaint sans cesse. Un autre chien en
expérience lui casse la patte d'un coup de dent ; il sent la douleur. J'injecte de la strychnine ; il meurt.

Autopsie. — La dureté et l'injection bleue sont surtout appréciables au
niveau de la scissure de Sylvius. Le côté droit est dur et injecté en bleu,
mais moins fortement. Les deux lobes ont été piqués sur les côtés de la
ligne médiane dans la région frontale. Dans le lobe gauche, l'injection a
été faite dans la circonvolution inférieure de la paroi externe, en avant de
la scissure de Sylvius ; elle a pénétré dans un pli et s'est étendue dans
toute la région sylvienne ; aussi les veines sont-elles indurées ; la substance nerveuse est dure dans une grande étendue. Le corps strié et la
substance blanche sont injectés légèrement. Dans le lobe droit, l'injection
n'a pas été si profonde, et elle est restée dans le tissu nerveux, en avant
du corps strié.

Réflexions. — Le trouble principal, c'est-à-dire la perte de la connaissance, coïncide avec la destruction des circonvolutions frontales. Quant
aux troubles secondaires, tels que la paralysie du train postérieur et les
jappement incessants, ils me paraissent devoir être attribués, le premier
à l'injection sanguine consécutive du corps strié, et le second à l'injection sanguine très-vive de la région sylvienne.

XXV. — CHIEN DE CHASSE.

Je pique sur le côté pour atteindre le cervelet. J'ai une hémorrhagie
assez inévitable ; mais je fais l'injection et après j'applique de la charpie

et mon doigt sur la plaie : le sang s'arrête. Je laisse l'animal libre : il
court, inhabile, sur son ventre et sur ses pattes, sans trop savoir ce qu'il
fait; en se traînant, il trouve le chien de garde et le mord à la queue,
puis à la patte, au point de lui faire pousser des cris, et, en définitive,
quand je veux l'en détacher, il lui casse la patte d'un coup de dent.
J'approche de son nez de l'ammoniaque : rien ; de ses yeux : rien ; je
le pince : rien. Le regard effaré, il se traîne sur ses pattes et sur son
ventre. Puis il se couche, l'œil ouvert, et il batifole avec ses pattes de
devant. Après quelque temps de repos, je mets une bougie contre sa
paupière: il ne fait aucun mouvement ; il n'en est pas de même sous son
nez ; mais il ne peut se relever, bien qu'il ne soit pas paralysé.

Autopsie. — Le cervelet est injecté à gauche ; il est dur et coloré en
bleu en cet endroit. Des coupes successives me font voir que l'aiguille a
traversé obliquement le lobe droit, et que l'injection s'est répandue dans
le lobe gauche, dont les lobules sont en grande partie détruits.

Réflexions. — Cette observation, comme toutes celles qui sont rela-
tives au cervelet, présente comme phénomène prédominant une excitation très-vive, poussée même jusqu'à la fureur. Un phénomène non moins
fréquent est l'altération des mouvements du globe oculaire et l'absence
de coordination dans les mouvements.

XXVI. — CHIEN GRIFFON.

(Voir planche III, fig. 5 et 6.)

J'injecte à droite et à gauche, au niveau des couches optiques. L'injection, à gauche, se fait à une profondeur de 1 centimètre et demi et,
à droite, à une profondeur de 1°,60. Deux gouttes de chaque côté. Après
cela l'animal est paralysé des membres ; il est couché sur le côté, se
plaignant par un cri doux et prolongé. Le pincement ne provoque aucun
mouvement ; le doigt approché de l'œil ne fait pas cligner la paupière ;
l'ammoniaque dans le nez ne provoque pas de réaction ; il ne paraît pas
entendre et il est complétement insensible ; pas de contracture. Un moment après il se produit un tremblement brusque du train postérieur,
puis un tremblement général du corps qui persiste pendant un quart
d'heure. Puis vient le galop des membres postérieurs sur place. Alors
je mets une paille sur ses paupières; il cherche à tourner la tête sans y
parvenir ; je lui pince fortement l'oreille : il manifeste la même intention mais sans succès.

Il me semble que la sensibilité est conservée ; mais dans ce cas le chien
ne peut la manifester par aucun mouvement, car il est bien paralysé de
partout excepté des membres postérieurs qui vont au galop ; mais ce galop
me semble être le résultat d'une excitation communiquée aux organes cen-
traux des mouvements ; enfin, une heure et demie après l'opération, il
succombe en galopant.

Autopsie. — Le lobe gauche présente à sa surface une injection générale très-vive. En coupant ce lobe par tranches, je m'aperçois, à la seconde coupe, que l'injection s'est arrêtée au-dessus des ventricules, dans le centre blanc et en dehors d'une ligne de plis qui est remplie par l'injection bleue (voir planche III, fig. 5).

Tout autour de cette ligne, la substance cérébrale est indurée. Le lobe droit a été piqué au même niveau, mais la piqûre a pénétré plus profondément; elle a piqué la corne d'Ammon et l'injection a été faite au niveau de sa courbure, à l'extrémité supérieure et postérieure de la couche optique, de sorte que l'injection est descendue mi-partie dans la partie réfléchie jusqu'à l'extrémité de la corne, et mi-partie dans le ventricule moyen (voir planche III, fig. 6). Il résulte de là que la corne est durcie dans toute son étendue ainsi que les parois de l'étui. Les parois du troisième ventricule, ainsi que le chiasma des nerfs optiques, la tige pituitaire sont également durcis.

Réflexions. — La paralysie générale est le phénomène dominant dans cette observation. Si l'animal sent quelque chose, il peut à peine le manifester, car il est bien paralysé. Le train postérieur seul est en mouvement incessant; mais, précisément parce qu'il est incessant, ce mouvement lui-même est le résultat des lésions, car une cause excitatrice involontaire peut seule l'entretenir. Or, faut-il attribuer ces phénomènes à la lésion du lobe gauche? Je ne le pense pas, car nous avons des lésions du centre blanc qui ne s'accompagnent pas de paralysie. Nous préférons au contraire chercher la raison des phénomènes observés dans la lésion du lobe droit. Nous comprenons alors les troubles de la sensibilité par la lésion des couches optiques et du troisième ventricule, et la paralysie du mouvement par le durcissement des fibres blanches qui unissent les couches optiques aux corps striés. Le mouvement incessant des membres postérieurs serait occasionné par la destruction incomplète de ces fibres.

XXVII. — PETIT CHIEN DE CHASSE.

(Voir planche III, fig. 7 et 8.)

J'injecte, des deux côtés, au niveau des lobes postérieurs et je prends soin de n'enfoncer l'aiguille qu'à 1 centimètre de profondeur. Le sommeil et la prostration sont de très-courte durée; l'animal commence à se traîner sur le ventre avec ses pattes; puis, peu à peu, il se met sur les quatre pattes et court à droite et à gauche sans reconnaître les obstacles; il se butte contre tout, se met dans les barreaux de la chaise, derrière un tonneau et, comme il ne peut s'en tirer, il jappe jusqu'à ce que je le délivre. Cela dure un quart d'heure. Après ce temps, il est pris tout d'un coup d'aboiements très-forts et il tourne sur le côté gauche de plus en plus vite. Il tombe et cherche à se relever sans y parvenir; sa tête est toujours portée vers sa queue, du côté gauche. Il est furieux de ne pouvoir se relever; alors il se mord violemment la cuisse,

puis la patte jusqu'au sang en aboyant toujours très-fort. Un moment
après, ce qu'il a fait sur le côté gauche il le fait sur le côté droit ; il se
roule, il avance en tournant sur le côté et aboie toujours.

Il court gaillardement, mais il ne connaît plus les obstacles et il
tombe, puis il se relève. Ce chien sent, odore, voit ; il se couche, mais
bientôt il semble se réveiller en sursaut en aboyant et court de nouveau
sur sa droite en tournant jusqu'à ce qu'un nouvel obstacle le force de
tomber. Il veut lécher sa patte, mais il se trompe et lèche la poussière
qu'il trouve mauvaise. Deux heures après il est couché, respirant naturellement, mais il est insensible à toutes les excitations. Cependant il
cligne un peu les paupières, semble entendre et sentir la douleur. Je
vois cela à l'accélération de la respiration, mais non par un autre mouvement. A cinq heures, j'injecte de la strychnine, mais de tous les chiens
que j'injecte en même temps celui-ci meurt le dernier.

Autopsie. — Le lobe droit présente un épanchement de sang sous-
arachnoïdien, surtout en arrière. La piqûre paraît avoir détruit plusieurs
circonvolutions de ce côté. Après la seconde coupe, je constate que l'aiguille s'est arrêtée au-dessus de la corne postérieure du corps calleux,
sur la partie médiane du centre blanc, entre la corne et la circonvolution qui la précède. Le tissu est induré tout autour, mais il n'y a ni injection sanguine ni grands désordres. Ceci est le lobe gauche.

Le lobe droit, à la première coupe, me présente des désordres aux-
quels je ne m'attendais pas. L'aiguille a pénétré dans le lobe postérieur
vers son centre et l'injection a détruit presque entièrement les circonvolutions tout à fait postérieures jusqu'à la circonvolution qui précède
en arrière la circonvolution de l'hippocampe. On peut voir, planche III,
fig. 8, l'aspect de cette circonvolution gorgée de sang. En avant, le centre
blanc est profondément injecté. Par-ci, par-là, sont de petits foyers apo-
plectiques, et enfin, tout à fait en avant, au niveau du genou du corps
calleux et au-dessus de lui, un foyer considérable rempli par un caillot
(voir planche III, fig. 7). Les centres cérébraux ne présentaient qu'un
léger ramollissement, surtout à droite. Il est évident que l'hémorrhagie
n'a eu lieu que longtemps après l'opération, quand l'animal est tombé
assoupi et sans mouvement, c'est-à-dire quatre heures après l'opération.

Réflexions. — Cette observation est des plus intéressantes. Voilà un
animal qui présente au début tous les troubles qui coïncident avec la
lésion des circonvolutions. Jusque-là rien d'étonnant, puisque les circonvolutions postérieures sont en partie détruites. Mais peu à peu la
scène change : il aboie très-fort et, en définitive, il tombe paralysé au
point de ne pouvoir manifester par des mouvements ce qu'il sent. Évidemment, dans aucune observation de lésion des circonvolutions nous
n'avons constaté de pareils phénomènes. Qu'est-il survenu en plus ?
L'autopsie nous dévoile la cause en nous montrant, d'un côté, le caillot
considérable qui occupe presque tout le centre blanc, et de l'autre, le
ramollissement des centres nerveux.

XXVIII. — GROS CHIEN DE CHASSE.

(Voir planche IV, fig. 1 et 2.)

Je pique le côté gauche et j'injecte à une profondeur de 2 centimètres et demi. Après l'opération les jappements se déclarent et continuent très-forts ; puis, il fait des efforts inouïs pour marcher sur ses quatre pattes, mais il ne peut y parvenir. Ses mouvements sont extraordinairement vifs, mais il arrive toujours à se mettre sur le dos. Malgré lui il se porte toujours à gauche ; les aboiements sont continus et très-forts. Il prend sa patte dans la gueule et la mord. Le doigt approché de l'œil ne le fait pas cligner, cependant il voit, il odore l'ammoniaque, il sent la douleur, il entend. Après un quart d'heure d'aboiements continus, il se tait ; je le prends par la peau du dos : ses quatre pattes sont tendues en avant ; puis il porte, étant couché, le train postérieur en avant. Ses yeux oscillent de bas en haut.

Deux heures après je le trouve couché, la respiration tout à fait naturelle, les yeux fermés et insensible à toutes les excitations possibles et par tous les sens. C'est un simple mécanisme qui marche, mais qui ne sent pas. Ammoniaque, feu, fumée de tabac, pincement, rien ne fait. A cinq heures, je lui injecte de la strychnine ; mais il est très-vivace et meurt l'avant-dernier de tous ceux que j'injecte de la même façon. Le seul phénomène qu'il présente, c'est le gonflement du thorax ; en dernier lieu, il étend ses quatre membres et il meurt.

Autopsie. — Les hémisphères sont pâles et je ne constate qu'une dureté significative au niveau du lobe sphénoïdal gauche (1). La seconde coupe me fait voir que j'ai piqué sur le milieu du pilier postérieur au moment où, associé à l'hippocampe, il s'incurve en bas et en dehors. L'injection a été très-discrète, car je retrouve à peine la coloration bleue. Le ventricule est rempli de sérosité sanguinolente. Ma coupe ayant intéressé la superficie de la couche optique et du corps strié, ainsi que le noyau blanc, je constate que ces divers organes sont en partie détruits par des *raptus* hémorrhagiques plus ou moins volumineux. Le plus volumineux est entre la couche optique et le corps strié (voir planche IV, fig. 5). La troisième coupe me fait voir que le *raptus* hémorrhagique a intéressé toute la partie antérieure et moyenne de la couche optique dans toute sa hauteur ; je constate en outre un autre foyer assez volumineux vers la partie antérieure du centre blanc. La commissure grise vers la partie antérieure est également le siége d'un *raptus* dont on voit la continuation dans l'hémisphère opposé. Ce dernier est *exsangue* aux coupes ; les ventricules renferment de la sérosité sanguinolente, mais l'hémorrhagie a été abondante dans l'étui de l'hippocampe ; l'ensemble du noyau de l'encéphale est évidemment ramolli.

(1) Cette dureté indique que le caustique a pénétré dans l'étui de l'hippocampe.

Réflexions. — La nature est venue compléter mon expérience d'une façon fort curieuse et fort démonstrative. Comme cela est arrivé dans l'expérience précédente, l'hémorrhagie qui a détruit en partie les couches optiques, les corps striés et le noyau blanc n'a pu survenir qu'après un certain temps. Par conséquent, les phénomènes observés dès le début: persistance de la sensibilité et de la mobilité, doivent être rapportés à la lésion produite par le caustique et limitée à l'hippo-campe ; tandis que la perte de la sensibilité et de la motilité absolues doit être attribuée à l'hémorrhagie cérébrale. En rapprochant cette observation de la précédente, on a beaucoup de points à établir d'une manière positive : 1° siége des perceptions dans les couches optiques ; 2° siége de l'incitation aux mouvements dans les corps striés ; 3° siége de la *connaissance* dans la périphérie corticale. En outre, nous avons remarqué, à propos des observations XXVII et XXVIII, que la strychnine agit très-lentement chez les animaux dont les centres sont lésés profondément. Sur ces deux chiens nous avons dû faire trois injections et à trois reprises différentes, alors que les autres chiens ont succombé à la première. La taille n'y est pour rien, puisque le chien XXVII était le plus petit de tous.

XXIX. — CHIEN DE GARDE.

(Voir planche IV, fig. 3 et 4.)

J'injecte des deux côtés, au niveau des couches optiques, et j'enfonce l'aiguille à 2 centimètres. Le sommeil est court ; aussitôt réveillé, il se lève sur ses pattes, mais difficilement ; enfin, il marche, il répond à mon sifflet, il me voit, il sent la douleur. Il m'étonne. Qu'ai-je donc lésé ? Il est étendu devant moi, regardant à droite, à gauche, comme un chien qui ne serait pas blessé. Il entend le caquet d'une poule, ce qui lui fait dresser la tête. Un instant après, je veux le faire sortir de son coin : il est comme hébété ; il marche bien, mais il regarde très-bêtement et ne paraît pas savoir où il est. Il se pose mal, ses pattes et sa tête prennent des positions ridicules. Il entend surtout très-bien et ne dort pas. C'est étrange. Pas d'agitation.

Une demi-heure après, son état d'hébétude continue, il marche quand on l'excite, il voit très-bien ; l'ouïe continue à être très-développée. C'est très-étrange. Une heure après il est endormi mais il gratte la terre avec ses pattes de derrière. On le réveille facilement ; il est stupide. J'injecte de la strychnine. Il gratte avec la patte la partie blessée, puis il se lève et tourne sur la droite. Enfin il meurt dans un temps très-court, relativement aux autres chiens injectés de la même façon.

Autopsie. — Pas d'injection très-marquée. La ponction a été faite au niveau du tiers antérieur. Je m'explique à présent les phénomènes qui m'avaient paru si étranges. La forme ronde de la tête de l'animal m'a induit en erreur, et au lieu de piquer au niveau des couches optiques, j'ai piqué au niveau du tiers antérieur. Dans le côté gauche, l'injection a été faite au niveau du corps strié, dans la substance blanche et en dehors du ventricule, mais au niveau du plancher de ce dernier. Il y a une zone d'induration sans injection sanguine.

Au lobe droit, la piqûre a été faite plus en dedans et moins profondément; l'injection a eu lieu au-dessus du genou du corps calleux. Il y a également une zone d'induration, mais pas d'injection sanguine.

Réflexions. — Cette observation est très-pure comme lésion. La quantité de caustique injecté ayant été minime, la zone indurée est à peine de 3 millimètres de diamètre. Aussi n'avons-nous constaté que de l'affaiblissement dans les membres et un certain trouble dans la coordination des mouvements. Flourens, qui accordait au cervelet le privilége de coordonner les mouvements, ne pourrait plus soutenir son opinion en présence d'observations aussi formelles.

XXX. — GROS CHIEN TERRIER.

(Voir planche IV, fig. 5.)

J'injecte des deux côtés, au niveau des couches optiques, et à une profondeur de 2 centimètres et demi. Après le réveil très-prompt, l'animal est inerte; il ne sent ni l'ammoniaque, ni le pincement, ni un bâton devant les yeux; puis, peu à peu, sa respiration devient suspirieuse, profonde; la patte droite commence à galoper; la tête se renverse en arrière; les quatre pattes galopent de plus en plus vite, ce qui, joint à la respiration bruyante et très-rapide (100 respirations à la minute), donne l'idée d'une locomotive de chemin de fer; ensuite, non-seulement les pattes vont, mais aussi le train postérieur tout entier ainsi que l'antérieur, par conséquent la tête et le cou. Cet excès de mouvement que rien n'arrête est vraiment surprenant. Pas de jappements; les paupières sont fermées. Peu à peu le galop cesse et l'animal succombe une heure après l'opération.

Autopsie. — Epanchement de sang sous l'arachnoïde dans le lobe gauche et surtout à la base; la protubérance et le bulbe sont très-injectés. Une première coupe me fait voir que l'aiguille a pénétré au centre de la corne d'Ammon au point de son incurvation en dehors; en même temps je remarque un épanchement de sang abondant dans le ventricule: plus tard, j'ai vu qu'il s'étendait jusqu'au ventricule moyen. Une seconde coupe me fait voir que l'injection s'est répandue dans le pli qui sépare la couche optique de la corne d'Ammon et qui aboutit à la fente cérébrale postérieure. L'injection a durci la partie supérieure et postérieure de la couche optique et a tout détruit sur son parcours jusqu'à la base du cerveau, car le chiasma est durci: cela explique l'épanchement considérable de sang à la base et à la protubérance. Il y a épanchement de sang dans l'étui de l'hippocampe, mais pas d'injection; la corne est molle vers sa partie réfléchie. Le lobe droit a été piqué au même point que le précédent; il y a eu hémorrhagie et épanchement de sang dans le ventricule et dans l'étui ; mais il n'y a pas de trace d'injection bleue ; aussi rien n'est durci.

Réflexions. — Cette observation est évidemment très-complexe, et on ne saurait attribuer à l'injection seule du caustique les phénomènes observés. L'épanchement de sang dans les ventricules revendique son influence sur la sensibilité et les mouvements. Quant à l'intensité surprenante des mouvements, nous ne pouvons l'attribuer qu'à la compression de la protubérance par l'hémorrhagie.

XXXI. — CHIEN DE CHASSE.

(Voir planche IV, fig. 6.)

J'injecte des deux côtés à une profondeur de 2 centimètres. Après le réveil, qui est prompt, l'animal ne jappe pas, il sent, il entend, il cherche à marcher, mais il tourne sur ses pattes le ventre à plat ; il se met dans le ruisseau sans pouvoir en sortir ; alors il se plaint ; il tourne un peu sur le côté droit, puis il court et va se heurter la tête contre les obstacles ; il veut passer à travers une chaise entre les barreaux. Il continue sa course vers la droite, renversant tout, tombant à chaque pas, se heurtant le museau partout. A présent, il tourne sur la gauche, mais en petit rond et presque sur place ; on veut l'empêcher de tourner et on ne le peut pas ; il tourne toujours, mais difficilement, et souvent il tape par terre avec son museau. Puis il revient tourner sur le côté droit, mais cette fois en jappant. Il devient méchant ; il se mord les pattes ; son jappement est incessant ; on dirait qu'il veut se précipiter sur quelqu'un ; puis enfin il reste couché sur son ventre sans cesser de japper. Il remue sa queue et ses pattes de devant d'une manière continue ; il se plaint beaucoup ; cependant l'ammoniaque ne paraît pas l'affecter, ni le pincement, ni le doigt approché de l'œil. Il tourne forcément sa tête sur le côté droit ; il prend de la paille dans sa gueule et la mord avec rage, puis il mord sa patte ; il est véritablement en colère. Des mouvements convulsifs dans la face, dans les yeux, dans la tête. Les jappements cessent, il se plaint et le train postérieur est dans un tremblement continu. J'injecte de la strychnine ; il meurt.

Autopsie. — Le cerveau paraît exsangue ; rien de particulier au dehors, si ce n'est la dureté de la partie inférieure des deux lobes sphénoïdaux. Les tranches me font voir un cerveau remarquablement sain, excepté le long du trajet de la corne d'Ammon. Les ventricules ne renferment pas de la sérosité et il y a absence complète d'injection sanguine.

Des deux côtés j'ai piqué au même endroit, c'est-à-dire sur la convexité de la corne d'Ammon, et l'injection s'est répandue *discrètement* sur tout le trajet de la corne jusqu'à son extrémité sphénoïdale. La corne seule est indurée. Par conséquent, c'est une belle expérience pour démontrer les fonctions de cet organe.

Réflexions. — Je trouve dans cette observation tous les phénomènes qui coïncident avec les lésions des circonvolutions soit antérieures, soit postérieures, c'est-à-dire la perte de la *connaissance* avec la conservation de la *sensibilité* et l'excitation aux mouvements en avant ou en cercle. Ici l'ambulation en cercle vient bien de la lésion de la corne d'Ammon, puisqu'elle a lieu tantôt du côté droit, tantôt du côté gauche, ce qui correspond bien à la lésion des deux côtés. Mais cet animal présente en même temps un phénomène que ne présentent pas les animaux lésés autre part : il semble avoir perdu le sentiment de l'équilibre. Or la mémoire de ce sentiment est liée à l'intégrité de deux organes, à l'organe qui représente *organiquement* les notions acquises de la vue, et à l'organe qui représente les notions acquises du toucher. Quel genre de notions acquises a pour siège la corne d'Ammon? C'est ce que je n'ai pas pu élucider encore.

XXXII. — PETIT CHIEN DE TERRE-NEUVE.

(Voir planche IV, fig. 7, 8 et B'B'.)

Je pique en arrière du côté droit au niveau du cervelet et sur les côtés de la protubérance occipitale. J'injecte trois gouttes à une profondeur de 1 centimètre et demi. Après le réveil, l'animal fait des cabrioles dans tous les sens; puis peu à peu il tombe sur le côté droit, paralysé du train postérieur, qui est contracturé dans l'extension en avant. Il entend, il voit, il connaît, il remue la queue quand je le mets sur ses pattes ; mais celles de devant seules le soutiennent.

La tête se renverse du côté droit en arrière et il semble vouloir tourner sur ce côté. Il y parvient en s'aidant de l'épaule, de la tête et des pattes antérieures. La respiration devient fréquente, haletante, à mesure que les pattes antérieures vont plus vite. Il y a convulsion des globes oculaires. A présent les quatre pattes sont tendues, le mouvement ne porte que sur l'articulation vertébrale, la tête est fortement tendue en arrière. J'ai déjà vu ces phénomènes dans des lésions du cerveau. Rien de remarquable ne se manifeste plus et il meurt une heure après l'opération par des troubles de la respiration, qui devient de plus en plus lente.

Autopsie. — En apparence, il n'y a d'épanchement nulle part. L'injection a détruit en partie le lobe médian du cervelet jusqu'à l'olive et le tubercule quadrijumeau postérieur du côté gauche. Une coupe de cette région me fait voir une injection très-vive qui s'étend en bas jusqu'à la couche optique. Le côté droit n'est fortement injecté qu'au niveau du tubercule quadrijumeau postérieur.

Réflexions. — On ne peut raisonnablement relever dans cette observation que des phénomènes d'excitation et de paralysie qu'on doit rattacher à la lésion du lobe médian. Quant aux convulsions dont les globes oculaires sont le siège, on peut les rattacher tout à la fois à la lésion du cervelet et à celle du tubercule quadrijumeau postérieur.

XXXIII. — GROS CHIEN DE CHASSE.

Je pique à droite pour atteindre le cervelet. Après le réveil, l'animal est comme paralysé et sans connaissance ; puis, tout d'un coup, il fait aller ses quatre pattes en l'air, sans but ; il jappe, mais il est incapable de se mettre sur ses pattes. Les jappements deviennent incessants ; il ne remue plus ; il est couché sur le ventre, la tête tournée à droite et en arrière. La respiration est suspirieuse, saccadée, bruyante. Je le mets sur le dos, il y reste les pattes en l'air et la tête à droite. Il ne manifeste la sensibilité par aucun mouvement ; on n'entend que le mouvement respiratoire, analogue au bruit rhythmique d'une scie. Il tombe sur le côté, mais ses deux pattes du côté gauche restent en l'air comme en catalepsie ; la tête repose par la partie supérieure à terre et est toujours tournée vers la droite. Cet animal ne sent absolument rien ; c'est un mécanisme respirant bruyamment. Cependant il y a cette différence entre cet animal et le précédent, que celui-ci n'a pas galopé et n'est pas paralysé des membres comme l'autre. Un moment il fait aller sa patte gauche ; puis ses mouvements respiratoires se ralentissent ; il pousse un gémissement d'enfant et meurt.

Autopsie. — La piqûre et l'injection ont eu lieu dans le lobe droit du cervelet. Rien de remarquable qu'une grande diffluence de toute la substance cérébrale. Le cervelet et le cerveau ayant été méthodiquement coupés par tranches, ce qui me frappe le plus, c'est un ramollissement de toute la substance avec un piqueté rouge abondamment répandu partout. Les corps striés se laissent enlever comme de la graisse. Quant au cervelet, il est détruit en grande partie à droite, et dans tout le reste de son étendue, il est rouge lie de vin.

Réflexions. — Cette observation présente ceci de remarquable que la lésion du cervelet coïncide avec une véritable incoordination dans les mouvements. Quant à l'insensibilité, on peut l'attribuer au ramollissement des centres cérébraux. Cependant comme ce ramollissement n'a pu être que consécutif, nous préférons rester dans le fait et dire simplement que les lésions profondes du cervelet ont une influence de premier ordre sur les manifestations de la sensibilité et que, par conséquent, l'influence du cervelet sur les couches optiques et les corps striés dans l'état normal doit être prise en considération.

XXXIV. — CHIEN DE CHASSE.

J'injecte dans le cervelet à droite ; mais il y a probablement eu hémorrhagie, car ce chien ne sent rien, ne voit pas mon doigt, n'odore pas l'ammoniaque. Cependant la scène change bientôt ; il répond à ma voix, il me voit, il souffre, cherche à se relever ; mais bientôt il tombe et roule sur lui-même. Il jappe fort, devient furieux, se porte en avant à gauche, à droite, en s'aidant de ses pattes et de sa tête, mais sans pouvoir se tenir. Ses jappements devenant très-forts et sa fureur augmentant, je lui injecte de la strychnine ; il meurt.

Autopsie. — En coupant le cervelet par tranches, je m'aperçois que l'injection n'a pas pénétré profondément ; elle n'a pas dépassé les feuillets gris du lobe médian, mais tout le tissu est injecté en rouge. L'hémisphère droit est également injecté.

Réflexions. — Dans cette observation, nous n'avons trouvé que des phénomènes d'excitation et d'incoordination. La lésion était trop superficielle pour influencer les centres cérébraux d'une manière sérieuse comme cela a eu lieu dans l'observation précédente.

XXXV. — PETIT CHIEN CARLIN.

J'injecte des deux côtés au niveau des couches optiques. D'abord la sensibilité est conservée, mais l'animal est paralysé du train postérieur ; les pattes de devant fauchent un instant ; il jappe très-fort ; puis les pattes de devant se tendent immobiles et c'est la queue qui remue. J'approche une paille de la cornée, il ne bouge pas ; j'appelle, il n'entend pas ; je le pince, il ne manifeste aucune douleur ; j'approche de l'ammoniaque, rien encore. Il meurt dans cet état une heure après l'opération.

Autopsie. — Rien de remarquable, si ce n'est que le chiasma des nerfs optiques est tout à fait induré. L'injection a pénétré à droite et à gauche dans la corne d'Ammon au niveau de sa courbure, sans descendre dans l'étui de l'hippocampe ; mais des deux côtés elle est descendue dans les ventricules ; du côté gauche, la surface des couches optiques et des corps striés est indurée surtout au niveau de leur séparation ; dans le côté droit, l'injection a pénétré dans le troisième ventricule et voilà pourquoi le chiasma et la base cérébrale sont indurés. La partie profonde des couches optiques est également indurée.

Réflexions. — Cette observation nous montre la perte du sentiment coïncidant avec une lésion très-étendue des couches optiques et des corps striés. Cela est tout naturel.

Quant à la paralysie du train postérieur, elle doit être rattachée à la destruction des fibres qui des couches optiques se portent vers le corps strié.

XXXVI. — CHIEN DE CHASSE.

J'injecte le cervelet à droite. L'opération marche très-bien ; lorsqu'elle est finie, l'animal dort encore, puis peu à peu il se réveille ; il entend mon sifflet et tourne la tête. Il paraît oppressé et ne bouge pas. Cependant je m'approche, je le pince : il ne répond pas ; je mets de l'ammoniaque sous son nez : il reste immobile ; ses yeux sont fixés convulsivement en bas et en dedans, et comme il cherche à mordre à vide, il a le museau effrayant : j'ai rarement vu un animal aussi insensible. Il y a cela de particulier, qu'il ne bouge pas ; mais ses prunelles, à présent portées en haut, sont continuellement le siège d'une oscillation de haut en bas. J'approche de nouveau mon doigt de ses yeux, et l'ammoniaque de son nez : il me paraît sentir et j'admets avec conviction qu'il n'est que complétement paralysé. C'est très-curieux. La convulsion des yeux continue, et une semblable se produit dans les doigts des pattes, l'articulation vertébrale restant immobile. C'est incroyable comme ce chien est insensible et immobile. Je lui donne de la strychnine et il meurt trois heures après l'opération.

Autopsie. — L'injection a détruit une grande partie du lobe médian du cervelet ; le reste du cervelet est injecté si fortement en rouge, que c'est un vrai putrilage. Le cerveau n'a absolument rien et la protubérance est un peu ramollie.

Réflexions. — Nous n'avons qu'à répéter ici ce que nous disions à propos de l'observation XXXIII : c'est que le cervelet, quand il est profondément lésé, exerce une influence de premier ordre sur les couches optiques et les corps striés. Ici la destruction du cervelet est complète ; aussi la paralysie est complète, et le sentiment aboli ou pour mieux dire suspendu dans ses manifestations.

La contracture du globe oculaire en bas indique l'influence, déjà constatée, du cervelet sur les mouvements de cet organe.

XXXVII. — CHIEN LOULOU.

Je pique au niveau des deux couches optiques et j'enfonce à 2 centimètres. Après cela, l'animal se réveille et il ne paraît rien sentir ; puis il porte sa tête forcément à droite et vers la queue ; il fait aller ses pattes de devant comme s'il galopait sur le ventre ; celles de derrière sont contracturées en avant ; il ne sent pas le pincement de la queue, il ne voit pas, il n'entend pas, il n'odore pas l'ammoniaque ; sa tête se reporte en avant, et ses pattes de devant vont toujours au galop ; puis elles se tendent en avant et la queue remue. La respiration devient très-embarrassée, elle ne se produit que par accès : il meurt une heure après l'opération.

Autopsie. — L'aiguille a traversé obliquement la couche optique gauche et l'injection s'est produite à sa partie interne en avant de la commissure grise. A droite, l'aiguille s'est arrêtée en avant de la corne d'Ammon, à la partie supérieure et externe de la couche optique.

Réflexions. — La perte de la sensibilité coïncide parfaitement, dans cette observation, avec la lésion des couches optiques. Quant au mouvement du train antérieur et à la contracture du train postérieur, on en trouve la raison dans l'excitation communiquée au corps strié et dans la destruction d'une certaine quantité de fibres qui unissent en dedans la couche optique au corps strié.

XXXVIII. — CHIEN DE CHASSE BASSET.

J'injecte le cervelet à droite. D'abord paralysie, insensibilité, respiration bruyante et plaintive, puis jappements, grognements; la patte droite se porte en haut et se maintient en l'air. Des mouvements désordonnés surviennent, mais l'animal ne jappe pas. Il porte malgré lui. sa tête à gauche, jusqu'à sa queue, dans une position impossible à décrire ; il semble à genoux sur ses cuisses, et, de ses pattes de devant, l'une est à droite, l'autre à gauche. Pendant ce temps, la queue, qui est roide. en arrière, fait des mouvements ; les yeux oscillent comme dans l'observation XXXVI ; le regard est hébété, l'insensibilité complète. Il cherche à faire un mouvement de manège, mais dans cette position cela lui est impossible. Les deux yeux sont convulsés en haut, mais celui de droite l'est tellement qu'on ne voit que le blanc. Il ne change plus sa position ridicule. Ses pattes de derrière sont écartés, le ventre est à terre et la queue fait toujours le moulinet. J'injecte de la strychnine, et deux heures après l'opération il meurt.

Autopsie. — L'aiguille a pénétré dans le lobe droit et l'injection a été faite dans le lobe gauche et médian ; ces deux derniers sont complètement détruits.

Réflexions. — Cette observation ne se distingue des autres, au point de vue de la coïncidence des mêmes lésions avec les mêmes symptômes, qu'en ce que les phénomènes sont encore plus accentués : empêchement des manifestations de la sensibilité, contracture du globe oculaire, état cataleptique des membres, incoordination des mouvements. Cette incoordination nous paraît devoir être attribuée aux troubles de la sensibilité et non à la lésion du principe de coordination, comme le pensait Flourens.

XXXIX. — GROS CHIEN DE CHASSE.

J'injecte le cervelet à droite. L'opération se fait dans des conditions excellentes. Ce chien semble se réveiller, porte la tête en haut et change de position comme un animal qui est ennuyé; puis il en change de nouveau pendant quatre fois ; enfin il se lève sur ses quatre pattes, et s'asseyant sur le train postérieur, il se tient immobile les pattes de devant écartées; puis il vomit et se couche. On ouvre la porte : il entend, lève la tête et s'en va comme pour sortir ; il n'y a qu'un peu d'hésitation dans la démarche. Il me connaît ; il vient quand je l'appelle ; puis il cherche à dormir, mais il ne peut rester une minute à la même place. Il se lève comme s'il se fût réveillé en sursaut et va dans un autre coin. Il cherche encore à dormir en se cachant la tête. J'injecte la strychnine.

Autopsie. — L'autopsie ne donne raison de tous mes étonnements. L'injection avait traversé la protubérance occipitale et s'était répandue dans les muscles du cou.

XL. — CHIEN GRIS-NOIR.

J'injecte des deux côtés au niveau des couches optiques. A son réveil ce chien se meut à droite, à gauche ; puis, poussé comme par une force invisible, il se précipite sur les murs, le museau en avant, et jappant très-fort. Il se heurte partout, se met dans les barreaux de la chaise sans pouvoir en sortir, puis enfin il tombe en remuant toujours ses pattes pas plus d'un côté que de l'autre. Il jappe toujours, regarde, mais ne voit pas et ne paraît pas entendre ; il ne sent pas l'ammoniaque. Il jappe toujours sans sensibilité et sans mouvement. Je lui donne de la strychnine.

Autopsie. — Pas d'injection. Il y a des traces bleues dans l'orifice du troisième ventricule. Le chiasma est légèrement durci et le lobe sphénoïdal gauche est également dur. Du côté gauche, l'injection a pénétré au milieu des circonvolutions du lobe postérieur, qui sont en partie détruites jusqu'à celles de l'hippocampe. Du côté droit, l'injection a traversé obliquement la couche optique jusqu'à la paroi externe ; elle a pénétré dans le troisième ventricule.

Réflexions. — Cette observation nous présente simultanément les troubles qui coïncident avec la lésion des circonvolutions (perte de connaissance) et avec les lésions de la couche optique (insensibilité).

L'autopsie nous a donné raison de ces deux ordres de phénomènes et nous n'avons qu'à le constater.

VII

CLASSIFICATION DES OBSERVATIONS.

L'ordre dans lequel on vient de lire les observations qui précèdent ne se prête pas à une appréciation d'ensemble de laquelle on puisse commodément retirer des conclusions formelles sur le rôle fonctionnel des diverses parties de l'encéphale. C'est pourquoi nous avons jugé à propos de grouper ensemble, dans des tableaux séparés, les lésions de même ordre par rapport aux parties.

Comme les lésions produites ont eu pour objet les couches optiques, les corps striés, la périphérie corticale, les centres blancs et le cervelet, nous ne devrions avoir que cinq tableaux; nous en avons ajouté un sixième dans lequel nous avons réuni toutes les observations qui nous ont offert des lésions multiples et trop complexes pour être classées judicieusement dans l'un des cinq premiers tableaux.

Cette dernière précaution était très-utile, comme on le verra plus tard.

L'économie de ces tableaux est très-simple : en tête nous avons placé le nom de la partie lésée ; dans la première case le numéro de l'observation ; dans la seconde la description sommaire de la lésion ; dans la troisième les phénomènes qui ont succédé à la lésion et qui ont intéressé ou respecté le sentiment et la connaissance; dans la quatrième nous avons signalé l'état des mouvements à la suite des lésions produites.

Couches optiques.

Nᵒˢ	LÉSIONS.	SENTIMENT ET CONNAISSANCE.	MOUVEMENTS.
5ᵉ	Côté gauche: pénétration du foret dans la couche optique, sur la partie moyenne du bord interne. Il n'y a pas eu d'injection.	Conservation de tous les sens à l'exception de celui de la vue. Connaissance compromise, il se heurte, tombe, ne sait où il est.	La tête est tournée du côté droit. Pas de paralysie.
8ᵉ	Côté gauche : Corne d'Ammon traversée par l'aiguille. Injection s'est répandue au centre de la couche optique. La couche optique droite est très-injectée.	Abolition de tous les sens.	Mouvement incessant des quatre pattes au galop. Aboiements continus.
11ᵉ (Voir corps strié).	Côté droit : injection s'est produite entre la couche optique et le corps strié ; ces deux centres sont en partie durcis.	Sensibilité générale conservée; tous les autres sens abolis.	Paralysie complète ; contracture des paupières fermées.
15ᵉ	Côté gauche : aiguille a traversé corne d'Ammon et injection s'est répandue vers le centre de la couche optique.	Abolition complète de la sensibilité.	Tête renversée en arrière, puis du côté droit; les membres postérieurs sont paralysés ; mais les antérieurs, quoique ne remuant pas spontanément sont libres; respiration suspirieuse, écume sanguinolente au nez et à la bouche.
16ᵉ	Côté droit: pénétration du vilebrequin à travers le cervelet jusqu'à la couche optique gauche ; destruction de la couche optique droite remplacée par un caillot ; la gauche est en partie détruite.	Abolition complète de la sensibilité.	Mouvement de galop, avec les quatre pattes, mais sur place ; puis paralysie complète.
57ᵉ	Deux côtés : injection s'est répandue à gauche dans la couche optique et dans le quatrième ventricule ; à droite, elle a intéressé la partie supérieure et externe de la couche optique.	Abolition complète du sentiment.	Contracture des membres postérieurs ; galop avec les pattes de devant ; tête portée à droite ; respiration embarrassée.

Nᵒˢ	LÉSIONS.	SENTIMENT ET CONNAISSANCE.	MOUVEMENTS.
40ᵉ	Deux côtés : à gauche, injection répandue dans les circonvolutions postérieures ; à droite, s'est répandue dans la partie interne de la couche optique et dans le quatrième ventricule.	Abolition du sentiment.	Aboiements très-forts; excitation ; puis, paralysie.

Corps striés.

Nᵒˢ	LÉSIONS.	SENTIMENT ET CONNAISSANCE.	MOUVEMENTS.
10ᵉ	Côté gauche : l'injection s'est répandue dans le corps strié dans sa portion intraventriculaire et à 5 millimètres de profondeur.	Conservation du sentiment et de la connaissance.	Dans une première période, excitation qui le pousse à marcher ; mais il tombe, ses pattes de devant lui faisant défaut ; puis celles de derrière se paralysent à leur tour; il n'y a que la tête qui soit un peu libre. Aboiements persistants ; vomissements de bile.
11ᵉ (Voir couches optiques).	Côté gauche : l'aiguille a traversé la partie antérieure et externe du corps strié et l'injection a été faite en dehors et en avant dans la substance blanche.	Intégrité complète des sens : connaissance parfaite ; mais quand on l'appelle, il vient en tournant en cercle sur le côté gauche.	Excitation irrésistible à marcher en cercle, affaiblissement des membres antérieurs, et par suite, chutes nombreuses, et en définitive (une heure après), paralysie complète. Pas d'aboiements.
12ᵉ	Côté gauche : l'aiguille a traversé obliquement le corps strié et l'injection a détruit en grande partie ce centre ainsi que la couche blanche placée entre le corps strié et la couche optique.	Abolition des manifestations de la sensibilité.	Paralysie des membres ; absence de mouvements de la tête ; aboiements ; plaintes ; respiration très oppressée ; contracture des membres dans l'extension.

Périphérie corticale.

Nᵒˢ	LÉSIONS.	SENTIMENT ET CONNAISSANCE.	MOUVEMENTS.
7ᵉ	Injection sanguine très-vive de toute la périphérie corticale du côté gauche. L'injection s'est répandue dans les plis de la face supéro-externe, surtout à sa partie moyenne. En ce point, les circonvolutions sont indurées, l'aiguille s'est arrêtée au-dessus et en dehors du ventricule.	Conservation du sentiment. Hébétude ; ne connaît pas les obstacles, se heurte partout.	Excitation à un mouvement incessant ; pas de paralysie ; mais il marche comme un animal ivre, se heurte, chancelle et tombe.

Nᵒˢ	LÉSIONS.	SENTIMENT ET CONNAISSANCE.	MOUVEMENTS.
17ᵉ	Côté gauche : destruction des circonvolutions postérieures jusqu'à la corne d'Ammon.	Conservation du sentiment. Hébétude ; l'animal ne sait trop où il est ni ce qu'il fait.	Excitation au mouvement ; ambulation en cercle sur le côté droit.
19ᵉ	Deux côtés : durcissement du lobe antérieur gauche, l'injection s'est répandue dans les plis de la face inférieure ; centre blanc est considérablement injecté ; couche optique ramollie et corps strié rouge ; circonvolutions de la face antéro-externe durcies ; moins de ravages que du côté gauche.	Conservation du sentiment. Connaissance très-compromise; il se heurte contre tous les obstacles, ne sait où il est.	Excitation vive à se jeter en avant ; puis paralysie des membres antérieurs avec contracture dans le sens de l'extension des membres postérieurs. Aboiements; paralysie de la tête tendue en avant.
20ᵉ	Deux côtés : injection s'est répandue dans les plis de la face antéro-externe du lobe frontal gauche. Les circonvolutions sont indurées du côté droit ; l'injection s'est répandue à 5 millimètres en avant du corps strié.	Conservation du sentiment. Pas de connaissance.	Excitation à galoper. Grognements.
21ᵉ	Deux côtés : injection s'est répandue dans les circonvolutions qui précèdent en arrière celle de l'hippocampe ; elles sont indurées des deux côtés.	Conservation du sentiment. Hébétude complète : l'animal ne sait ce qu'il fait, au point de se heurter violemment le museau contre les murs.	Excitation au mouvement, aboiements ; puis respiration haletante ; puis il dort, mais on le réveille facilement, puis il gémit d'une manière continue.
22ᵉ	Deux côtés : l'injection a détruit les circonvolutions du lobe frontal, un peu plus à gauche qu'à droite.	Conservation du sentiment. Hébétude complète : il va, il vient sans savoir où, se heurtant contre tous les obstacles, le museau frottant la terre.	Excitation au mouvement, s'irritant contre le mur qui l'empêche de passer. Pas d'aboiements.
23ᵉ	Deux côtés : l'injection s'est répandue à gauche dans les plis de la face antéro-externe du lobe frontal et s'est arrêtée en avant du genou du corps calleux. À droite, l'injection s'est produite à peu près dans le même endroit ; le genou du corps calleux est dur.	Conservation du sentiment. Hébétude : ne connaît pas les obstacles qui sont pour lui autant de pièges.	Excitation au mouvement, puis prolapsus, jappements continus ; contracture des membres postérieurs ; les membres antérieurs fauchent ; respiration de locomotive.

Nᵒˢ	LÉSIONS.	SENTIMENT ET CONNAISSANCE.	MOUVEMENTS.
24ᵉ	Deux côtés : l'injection s'est répandue à gauche dans les plis qui contournent la scissure de Sylvius. A droite, elle est allée moins profondément et s'est arrêtée dans la substance blanche en avant des corps striés.	Conservation du sentiment. Méconnaissance des obstacles.	Excitation vive au début ; mouvement en cercle, d'abord à gauche, puis à droite ; jappements continus, ensuite paralysie des membres postérieurs.
27ᵉ	Deux côtés : côté gauche, l'injection s'est répandue au-dessus du ventricule en avant de la corne du corps calleux. A droite, l'injection a détruit les circonvolutions postérieures jusqu'à la circonvolution de l'hippocampe. Caillot hémorrhagique dans le centre blanc vers la région frontale.	Conservation intacte du sentiment. Hébétude complète.	Excitation au mouvement : mouvements désordonnés, sans but ; aboiements très-forts ; ambulation en cercle sur le côté gauche d'abord, puis sur le côté droit ; paralysie complète plus tard.

Centres blancs.

Nᵒˢ	LÉSIONS.	SENTIMENT ET CONNAISSANCE.	MOUVEMENTS.
4ᵉ	Lobe gauche : Injection en avant et en dehors de la corne d'Ammon.	Conservation de tous les sens à l'exception de la vue. Connaissance incomplète.	Paralysie des membres postérieurs. Aboiements continus.
14ᵉ	Lobe gauche : l'aiguille a pénétré en dehors de couche optique et corps strié, immédiatement en avant de la courbure de la corne d'Ammon, et l'injection a intéressé légèrement l'extrémité du corps strié.	Intégrité des sens. Connaissance complète ; il vient à ma voix, mais en tournant en cercle sur le côté lésé.	Affaiblissement des membres. Il titube et marche en cercle. Pas d'aboiements.
29ᵉ	Deux côtés : à gauche l'injection s'est répandue dans le centre blanc au niveau du corps strié ; à droite, elle n'est pas descendue si bas, elle s'est arrêtée au-dessus du corps calleux et a déterminé une lésion peu importante.	Intégrité des sens. Connaissance complète ; il n'y a qu'un peu d'hébétude.	Affaiblissement des membres ; position quelquefois ridicule de ces derniers et de la tête.

Cervelet.

Nᵒˢ	LÉSIONS.	SENTIMENT ET CONNAISSANCE.	MOUVEMENTS.
25ᵉ	Côté droit : l'injection s'est répandue à gauche et a détruit une partie des lobules.	Le sens de la vue paraît aboli ainsi que la sensibilité générale.	Phénomènes d'excitation vive ; il se traîne sur son ventre et casse la patte à un autre chien d'un coup de dent.

Nᵒˢ	LÉSIONS.	SENTIMENT ET CONNAISSANCE.	MOUVEMENTS.
32ᵉ	Côté droit : l'injection s'est répandue dans le lobe médian et dans le tubercule quadrijumeau postérieur qu'elle a détruit.	Conservation du sentiment et de la connaissance.	Excitation à faire des cabrioles ; puis le train postérieur est paralysé ; la tête se renverse en arrière ; il cherche à tourner sur le côté droit ; convulsion des globes oculaires ; respiration fréquente et suspirieuse.
33ᵉ	Côté droit : destruction complète du lobe droit; le gauche est fortement injecté. Le cerveau est très-injecté et ramolli ; les corps striés se laissent enlever comme de la graisse.	Le sentiment ne se manifeste par aucun mouvement. Pas de connaissance.	Excitation : ses pattes se remuent en l'air, sans but ni mesure ; respiration saccadée, bruyante ; pattes de devant se maintiennent en l'air comme en catalepsie.
34ᶜ	Côté droit : l'injection s'est répandue dans le lobe médian à peu de profondeur.	Conservation du sentiment et de la connaissance.	Excitation : il cherche à se lever, mais il tombe; il roule sur lui-même, jappant très-fort; puis furieux se porte en avant, à droite et à gauche, sans pouvoir se tenir.
36ᶜ	Côté droit : l'injection a détruit le lobe médian ; le reste est fortement injecté et ramolli, c'est un putrilage.	Abolition du sentiment ou de ses manifestations ; car il sent, on le voit à des mouvements imperceptibles.	Les yeux convulsivement en bas et en dedans ; il cherche à mordre à vide; puis les yeux oscillent de bas en haut; paralysie complète.
38ᵉ	Côté droit : injection s'est répandue en partie dans le lobe médian, en partie dans le lobe gauche.	Abolition du sentiment ou de ses manifestations.	Jappements, grognements ; position ridicule des membres ; une vraie incoordination ; une patte cataleptique ; oscillation des globes oculaires; mouvements de la queue.

Lésions complexes.

| 9ᵉ | Induration du genou du corps calleux. Induration de la plus grande partie du corps strié ; l'injection a été faite dans la substance du plancher ventriculaire entre la couche optique et le corps strié ; elle a reflué et s'est répandue dans l'étui de l'hippocampe. Corne d'Ammon indurée dans toute l'étendue. | Persistance de tous les sens, à l'exception de l'odorat. Connaissance compromise. | Paralysie complète du train postérieur. Cou tendu vers le côté lésé. Aboiements. |

Nᵒˢ	LÉSIONS.	SENTIMENT ET CONNAISSANCE.	MOUVEMENTS.
13ᵉ	Côté gauche : pénétration de l'aiguille au tiers antérieur de couche optique ; injection audessous dans l'espace qui la sépare du corps strié ; caillot sanguin en cet endroit; noyau du corps strié durci en cet endroit ainsi que le pilier antérieur jusqu'au corps calleux ; épanchement et coloration bleue du troisième ventricule durci jusqu'au chiasma.	Abolition de l'ouïe et de la vue; persistance de l'odorat et de la sensibilité générale. Connaissance abolie.	Convulsion des globes oculaires; puis contracture permanente en bas ; les quatre membres fauchent d'abord; puis contracture dans l'extension ; soulèvement des côtes, respiration suspirieuse.
18ᵉ	Côté gauche : aiguille a traversé pilier postérieur et injection s'est répandue à la partie postérieure de la couche optique ; la portion de substance blanche qui la borde est indurée ainsi que le corps genouillé interne ; le ventricule est rempli de sang ; un caillot gros comme un noyau de pêche occupe le centre blanc en avant.	Persistance des sens à l'exception de la vue.	Mouvements de galop sur place; puis contracture et paralysie; respiration fréquente et bruyante (chemin de fer).
26ᵉ	Deux côtés : côté gauche, l injection s est répandue dans les plis qui aboutissent au centre blanc au-dessus du ventricule ; côté droit, l'injection a traversé la corne d'Ammon au niveau de sa courbure, et de là elle s'est répandue mipartie dans l'étui de l'hippocampe, mi-partie dans le troisième ventricule ; la corne et le chiasma sont durcis par elle.	Conservation de la sensibilité générale; le sens de la vue paraît seul atteint.	Paralysie générale , excepté les membres postérieurs, qui vont au galop.
27ᵉ	Deux côtés : à gauche, l'injection s'est répandue au-dessus du ventricule en avant de la corne du corps calleux ; à droite, l'injection a détruit les circonvolutions postérieures jusqu'à l'hippocampe. Un peu plus tard, il s'est formé un caillot dans le centre blanc vers la région frontale.	D'abord conservation intacte du sentiment. Hébétude complète.	D'abord excitation aux mouvements ; ceux - ci sont désordonnés sans but ; aboiements trèsforts un quart d'heure après l'opération ; en même temps il tourne sur le côté gauche, puis sur le côté droit ; deux heures après il devient insensible et est complétement paralysé.

N^{os}	LÉSIONS.	SENTIMENT ET CONNAISSANCE.	MOUVEMENTS.
28e	Côté gauche : aiguille a traversé pilier postérieur au moment où, accolé à l'hippocampe, il s'incurve en arrière et l'injection est descendue dans l'étui. Foyer hémorrhagique qui a détruit en partie couche optique, et en partie corps strié ; autre foyer plus petit dans la région frontale ; commissure grise a aussi son foyer qui s'étend dans l'hémisphère droit.	Dans une première période, conservation de tous les sens ; dans la seconde, tout est aboli.	Dans une première période, excitation très-vive au mouvement; mais il ne peut se mettre sur ses quatre pattes, et il se met sur le dos; puis il se porte toujours à gauche; les aboiements sont très-forts ; puis le train postérieur se porte contracturé en avant; les yeux oscillent de bas en haut. Dans une deuxième période, ce n'est plus qu'un simple mécanisme qui respire, qui ne sent rien, et ne se meut en aucune façon.
30e	Deux côtés : à gauche, l'injection s'est répandue, après que l'aiguille a eu traversé la corne d'Ammon, dans la fente qui longe la couche optique en arrière et est descendue par la fente cérébrale à la base de l'encéphale jusqu'au chiasma et à la protubérance. La couche optique est indurée; épanchement considérable de sang à la base, au niveau de la protubérance et dans les ventricules. A droite, la piqûre s'est faite au même point, il y a épanchement ventriculaire et dans l'étui de l'hippocampe.	Perte du sentiment.	Galop avec les quatre pattes. Respiration rappelant la locomotive, et mort prompte.
31e	Les deux cornes d'Ammon ont été piquées, et l'injection s'est répandue discrètement dans l'étui de l'hippocampe.	D'abord il sent ; mais il ne connaît pas les obstacles; plus tard il devient insensible à toutes les excitations.	Excitation d'abord à tourner sur le côté droit; puis il court en avant, mais il se heurte la tête contre les obstacles; il tourne un instant sur le côté gauche sans qu'on puisse l'en empêcher ; il jappe très-fort ; ensuite devient méchant, mord de la paille et aussi sa patte ; mouvements convulsifs de la face, des yeux ; train postérieur est le siège d'un tremblement continu.

N⁰ˢ	LÉSIONS.	SENTIMENT ET CONNAISSANCE.	MOUVEMENTS.
3e	Deux côtés : aiguille a traversé corne d'Ammon, et injection s'est répandue dans les ventricules et dans ventricule moyen ; couche optique et corps striés en partie indurés, surtout la substance blanche qui les sépare ; le chiasma est dur.	Perte du sentiment.	Paralysie du train postérieur ; jappements très-forts ; les pattes de devant fauchent, puis paralysie complète.

APPRÉCIATION DES OBSERVATIONS.

Les trente-six observations que renferment les tableaux qui précèdent sont divisées par groupes selon le siége de la lésion et nous donnent :

Sept observations concernant les couches optiques ;

Trois observations concernant les corps striés ;

Neuf observations concernant la périphérie corticale ;

Trois observations concernant les centres blancs ;

Six observations concernant le cervelet ;

Huit observations concernant simultanément diverses parties.

Nous examinerons séparément chacun de ces groupes et nous retirerons de cet examen les conclusions qui nous paraîtront légitimes.

COUCHES OPTIQUES. — 1° *Lésions du sentiment et de la connaissance.* — Le sentiment a été aboli complétement cinq fois sur sept, et cette abolition a coïncidé soit avec la destruction totale d'une couche optique, soit avec la destruction des deux.

Les observations pathologiques ne donnent pas habituellement de tels résultats ; on ne voit jamais, en effet, la destruction d'une seule couche optique (à moins de désordres très-graves) entraîner avec elle la perte du sentiment. Cette abolition ne se manifeste que lorsque les deux couches optiques sont complétement détruites. Or pourquoi cette différence entre les faits de l'expérimentation et ceux de l'anatomie pathologique ?

Nous ne pouvons attribuer cette différence qu'à la manière dont la lésion est produite dans les deux cas : les couches opti-

6

ques sont unies l'une à l'autre par un prolongement transversal de leur propre substance, qui, chez le chien, est relativement très-volumineux. Or il n'est pas possible d'admettre que, dans ces conditions, l'injection caustique borne son action à un seul côté : soit que, par une sorte de rayonnement, l'influence du caustique s'étende jusqu'au côté opposé, soit que la destruction des vaisseaux sanguins et des tissus d'un côté retentisse dans la partie homologue du côté opposé, il n'en est pas moins vrai que cette influence est réelle , car toutes les fois que nous avons détruit une couche optique, nous avons trouvé celle du côté opposé fortement injectée ou ramollie.

Dans les observations d'hémorrhagies cérébrales qui ont eu pour siége une des couches optiques seulement, on constate des phénomènes analogues , c'est-à-dire une perte absolue du sentiment ; peu à peu, il est vrai, le sentiment peut reparaître, parce qu'après la première secousse de l'accident, les effets irradiés tout d'abord se concentrent sur le point lésé ; mais il n'en est pas moins certain que la lésion d'un seul côté a influencé le côté opposé à ce point d'abolir la sensibilité.

Dans les observations pathologiques où le mal s'est développé sous une forme chronique, la lésion d'une seule couche optique ne détruit pas la sensibilité ni au début ni après. Pourquoi? Parce que le trouble est tout à fait local et qu'il ne s'irradie pas, comme dans les lésions traumatiques, de manière à troubler la vitalité tout entière de l'organe. Quant à l'intégrité parfaite de la sensibilité, malgré une lésion partielle d'une des deux couches, on se l'explique par l'unité d'action, qui rend possible la suppléance mutuelle de ces deux organes.

A côté des sept observations que nous venons de mentionner et qui démontrent que le développement de la sensibilité est lié à l'intégrité des deux couches optiques, nous pouvons placer les observations XXVIII, XXX et XXXV, qui présentent simultanément plusieurs lésions et plusieurs troubles corrélatifs, mais principalement une abolition complète de la sensibilité coïncidant avec la destruction des couches optiques.

Ces observations réunies nous paraissent constituer un faisceau de preuves suffisant pour déterminer le rôle fonctionnel des couches optiques. Il nous paraît évident que le *phénomène vital de*

la perception simple (nous ne disons pas *avec connaissance*) a pour
condition organique les couches optiques.

Nos expériences ne nous permettent pas d'être aussi précis
quant au siége des divers modes de la sensibilité. Une fois nous
avons obtenu, par la lésion des couches optiques, la perte de la
vue, et nous avons constaté qu'elle coïncidait avec la destruction
du point que Serres a signalé comme étant la condition organique de la vision (1). Ce point est situé en avant de la commissure grise.

Dans le groupe des lésions complexes, nous trouvons la perte
de la vue coïncidant avec la lésion des parois du troisième ventricule et le durcissement du chiasma (obs. XXVI) ; dans l'observation XVIII, elle coïncide avec le durcissement du corps genouillé
interne.

Le sens de l'odorat a été aboli avec la lésion de la partie antérieure des couches optiques (obs. IX).

Le sens de l'ouïe a été détruit avec la lésion du tiers antérieur
de la couche optique gauche (obs. XIII).

Ces observations touchant les localisations des divers modes de
la sensibilité ont besoin d'être multipliées ; elles nous fournissent
des probabilités, mais non des certitudes.

2° *Lésions de la motilité.* — Le phénomène le plus saillant qui
nous ait frappé dans nos expériences sur les couches optiques est
sans contredit le mouvement de galop que les animaux exécutent
sur place d'une manière incessante, et parfois jusqu'à la mort. Ce
mouvement est involontaire assurément, et nous ne pouvons l'attribuer qu'à l'excitation vive que le caustique exerce sur les fibres
qui des couches optiques s'étendent aux corps striés. Cette excitation, aboutissant à des mouvements involontaires, est constante ;
et selon l'intensité ou le siége de la lésion, elle est suivie d'une
paralysie plus ou moins complète. Cette paralysie ne doit pas être
confondue avec celle qui résulte de la destruction des corps
striés. Dans la lésion des couches optiques, l'animal ne se meut
plus parce que les éléments cellulo-impressionneurs sont détruits, et incapables, par conséquent, de réveiller l'activité des
éléments cellulo-moteurs.

(1) Serres, *Anatomie du cerveau*, t. II, p. 709.

Dans nos observations, le nombre des mouvements paralysés varie avec le degré de la lésion, et la paralysie est complète lorsque les couches optiques sont elles-mêmes complétement détruites. Cela veut dire que, sans présider directement à l'exécution des mouvements, les couches optiques ne sont pas moins indispensables à leur accomplissement motivé ou voulu.

La lésion de la substance blanche, qui, en bas et en dedans, unit la couche optique au corps strié, a provoqué trop souvent la paralysie du train postérieur pour que nous ne voyions là qu'une coïncidence fortuite. Nous pensons que ces fibres unissantes transportent l'incitation au mouvement volontaire des membres postérieurs.

Après les mouvements des membres, ce qui nous a frappé le plus, ce sont les mouvements de la respiration. Quand on a entendu cette manière de respirer, on ne l'oublie plus. Qu'on se figure le bruit d'une locomotive au départ et on aura une idée de cette respiration rapide et profonde. Les observations pathologiques constatent le même phénomène dans les lésions des couches optiques ou des parties voisines, surtout vers la base. Il ne serait donc pas étonnant qu'en un de ces points se trouvât le premier principe des mouvements de la respiration. Ceci ne vient pas à l'encontre de la localisation qu'on a déjà trouvée dans le bulbe (nœud vital); mais, comme la respiration est en partie dirigée par la volonté, il ne serait pas étonnant, il est même nécessaire que le besoin de respirer (chose sentie) soit représenté dans les couches optiques, et que les mouvements de la respiration soient également représentés en un point des corps striés. Dans la moelle, on trouve la coordination inconsciente des mouvements de la respiration ; dans le cerveau, on y trouve la coordination consciente et voulue.

Ainsi donc, en résumé, des troubles de la motilité peuvent accompagner la lésion des couches optiques ; mais ces troubles ne sont pas de la même nature que ceux qui coïncident avec la lésion des corps striés, par exemple : 1° la paralysie résultant de la lésion des couches optiques provient de ce que les éléments cellulo-impressionneurs détruits ne réveillent plus l'activité des éléments cellulo-moteurs placés en dehors des couches optiques; 2° l'excitation à des mouvements violents, désordonnés, provien-

de ce que le caustique, remplissant ici l'office d'excitateur, réveille d'une manière inconsciente et non voulue l'activité des éléments cellulo-moteurs.

Corps striés. — A propos des lésions produites dans les corps striés, nous constatons d'abord, comme nous l'avons fait pour les couches optiques, que la lésion d'un seul côté produit des phénomènes d'ensemble comme si les deux côtés eussent été lésés. La présence de la commissure blanche peut être invoquée ici pour expliquer la solidarité sympathique qui existe entre les parties homologues ; mais, comme ce trait d'union est peu volumineux, peu propre par conséquent à transmettre une lésion matérielle considérable, nous sommes forcé d'invoquer une autre cause qui nous échappe. Quant à l'impossibilité où se trouvent les animaux de se tenir sur les quatre pattes, nous nous l'expliquons facilement : l'ambulation sur les quatre membres exige l'intervention simultanée du corps strié droit et celle du corps strié gauche, car les animaux quadrupèdes appuient d'abord la patte antérieure du côté droit et la patte postérieure du côté gauche, et ensuite la patte antérieure du côté gauche et la patte postérieure du côté droit. Or, du moment que l'un des corps striés est détruit, l'ambulation n'est plus possible, et l'animal tombe comme s'il était paralysé des quatre membres.

1° *Lésions de la sensibilité.* — Les lésions des corps striés ne provoquent en général aucun trouble de la sensibilité ; l'animal voit, odore, entend, souffre, goûte, mais parfois la *connaissance* semble compromise. Cela tient sans doute à la destruction des fibres sensitives qui traversent les corps striés pour se rendre à la périphérie corticale.

Dans une seule observation, nous avons constaté l'abolition complète de la sensibilité ; mais l'autopsie nous a donné raison de cette exception. Non-seulement le corps strié avait été traversé, mais encore l'injection s'était répandue dans l'amas des fibres blanches qui séparent la couche optique du corps strié. Dès lors, les relations entre le centre percevant et le centre des mouvements étaient interrompues, et on comprend que, bien qu'il eût encore le sentiment, l'animal ne pût pas le manifester par des mouvements.

2° *Lésions de la motilité.* — Les lésions du mouvement se sont montrées constantes toutes les fois que nous avons atteint les corps striés. Nous avons même été assez heureux pour voir la marche parallèle de l'action du caustique et de la paralysie. Dans les observations X et XI en effet, l'action du caustique s'est manifestée d'abord par une excitation vive à l'ambulation; puis, à mesure que son action devenait plus profonde, nous voyions se produire la paralysie des membres antérieurs d'abord, celle des membres postérieurs ensuite, et enfin une paralysie complète et définitive coïncidant avec l'action complétement destructive du caustique. Des aboiements, très-forts et très-persistants, ont montré l'action excitatrice des parties incomplétement détruites.

Ces observations ne diffèrent pas sensiblement de celles que nous trouvons dans les recueils d'anatomie pathologique; nous sommes par conséquent d'autant plus autorisé à conclure que les corps striés sont le centre organique où viennent aboutir les *incitations* aux mouvements voulus, et d'où partent les *excitations* aux mouvements volontaires.

Dans nos expériences, nous avons noté une particularité que l'on retrouve dans quelques observations pathologiques. Nous voulons parler de l'ambulation en cercle et de la tendance que présentent les animaux à se diriger ou à tourner sur le côté blessé. Ce phénomène n'est pas spécial à la lésion des corps striés, car nous l'avons rencontré coïncidant avec des lésions des centres blancs et des circonvolutions. Nous ne pensons pas, comme M. Luys le prétend, qu'on doive attribuer ce phénomène à la prédominance de l'action sthénique du côté sain sur le côté lésé; nous ne voyons là qu'un phénomène de surexcitation sensible occasionnée par la blessure; cette surexcitation, ne pouvant pas agir sur le côté lésé, puisqu'il est détruit, se transmet au côté opposé, et pousse ainsi l'animal à se tourner vers le côté qui est le siége de la surexcitation.

Périphérie corticale. — Pour bien saisir la portée de ces expériences, il ne faut point perdre de vue la distinction essentielle que nous avons établie entre la perception simple dans les couches optiques et la perception distincte et distinguée de toute autre. Celle-ci est le résultat d'une expérience acquise, d'une comparaison antérieure entre deux perceptions; elle renferme, en un mot, un peu plus qu'une perception simple; elle a aussi

une provenance différente : la perception simple nous est fournie
par un objet impressionnant qui est venu affecter un nerf sensitif
(les objets impressionants ne sauraient fournir autre chose) ; la
perception distinguée nous est fournie par un élément cérébral
qui a conservé la marque, la trace du travail que l'esprit a effec-
tué jadis, en comparant deux perceptions simples. Cet élément
est représenté par les milliers de cellules qui sont disséminées à
la périphérie corticale du cerveau et où elles constituent la
couche de substance grise. Ces cellules ne perçoivent rien par
elles-mêmes, contrairement à l'opinion de quelques physiologistes, et de M. Luys en particulier ; elles représentent en puissance un mouvement dynamique qui seul est capable de réveiller
dans les couches optiques, *centre unique de perception*, une perception distinguée de toute autre, ou, autrement dit, *une notion acquise*. Cette distinction essentielle que nous venons d'établir nous
donne la clef de l'explication de la mémoire et permet d'en montrer le mécanisme, tant au point de vue théorique qu'au point de
vue expérimental et organique. Se rappeler, en effet, c'est constater qu'on est impressionné autrement qu'on ne le fut, et pour
constater qu'on est impressionné autrement qu'on ne le fut, il
faut que le cerveau ait conservé, en un de ses points, la trace de
l'impression antérieure, de telle façon que celle-ci puisse réveiller de nouveau le centre de perception.

Si l'on se rappelle la place que nous avons donnée au phénomène perception dans le classement des phénomènes de la vie,
on admettra avec nous que sentir simplement, c'est vivre, et que
sentir avec connaissance, c'est fonctionner cérébralement par-
lant. Cabanis disait à tort que vivre, c'est sentir. On peut vivre sans
sentir pendant un certain temps ; tandis que sentir, c'est vivre
d'une certaine façon.

Les notions acquises se trouvent donc représentées par les éléments cellulo-impressionneurs qui sont disséminés à la périphérie
corticale du cerveau ; là, elles sont classées organiquement, sans
que la volonté intervienne dans ce classement ; elles sont unies,
associées les unes aux autres par les prolongements des cellules,
de manière à pouvoir réveiller mutuellement leur propre activité
et à se montrer successivement dans le centre de perception par
l'excitation des couches optiques. Cette manière de voir, qui jette,

à notre avis, une si grande lumière aussi bien sur les opérations de la pensée que sur les troubles psychiques désignés sous les noms d'*hallucination, manie*, etc., etc., nous a été inspirée par la saine interprétation des phénomènes de la vie et par l'observation pathologique. Les résultats de l'expérimentation sur les animaux ne lui sont pas contraires, comme on va le voir :

1° *Lésions du sentiment et de la connaissance.* — Sur huit expériences, il y en a sept qui ont porté sur les deux hémisphères à la fois ; par conséquent, elles sont aussi complètes que possible. Le siége de l'injection a été très-variable, mais nous avons opéré régulièrement, soit sur la région antérieure, soit sur la région latérale et moyenne, soit sur la région postérieure. En aucun cas, le phénomène perception simple n'a été aboli : les animaux ont toujours odoré, senti, vu, goûté, touché ; d'où il suit que le phénomène *perception simple* a bien son siége dans les couches optiques. Par contre, l'absence de connaissance et de mémoire, car tout cela se tient, a été constante : les animaux voyaient, mais ils ne se souvenaient pas qu'un mur était un obstacle et un contact douloureux pour leur museau ; ils me voyaient approcher l'allumette soufrée et allumée de leur nez, et ils ne détournaient pas la tête, ne se souvenant pas que le soufre irrite douloureusement la membrane olfactive ; ils allaient enfin à droite, à gauche, avec l'allure d'animaux qui ne savent ni où ils sont ni ce qu'ils font : c'est que la représentation organique de l'association des notions acquises était détruite ; c'est que, par le fait de cette destruction, la mémoire n'était plus possible. Ils sentaient par tous les sens, parce que sentir, c'est vivre d'une certaine façon propre aux couches optiques non lésées ; mais ils ne sentaient pas avec connaissance, parce que sentir avec connaissance, c'est, pour les couches optiques, sentir sous l'influence d'une excitation spéciale qui provient de la périphérie corticale du cerveau.

Depuis longtemps les observations pathologiques auraient dû faire soupçonner cette manière de voir ; mais, assurément, on ne pouvait y être conduit que par l'analyse physiologique, telle que nous l'avons exposée. Que constate-t-on, en effet, chez les déments ?

Les déments sentent de toutes les façons, comme les animaux dans nos expériences ; ils odorent, ils goûtent, ils voient, souffrent, etc. ; mais ils délirent, ils déraisonnent; il y a chez eux de l'amnésie partielle ou totale. Et que trouve-t-on chez eux à l'autopsie ? On trouve les mêmes lésions que nous avons produites chez les animaux, c'est-à-dire une lésion de la périphérie corticale.

Que constate-t-on encore chez les malades atteints de méningite ? Les malades sentent de toutes les façons, excepté à la dernière période, lorsque le coma est profond ; mais ils délirent, ils déraisonnent, ils ne connaissent plus. Et que trouve-t-on chez eux à l'autopsie ? On trouve une altération de la région corticale, absolument comme les lésions que nous avons provoquées chez les animaux.

Que constate-t-on enfin chez les malades qui ont eu une hémorrhagie en un point quelconque des circonvolutions ? On constate qu'ils ont conservé le sentiment intact, mais qu'ils ont perdu la connaissance et la mémoire sur certains points.

Tous ces phénomènes morbides qui se chargent de diviser ce que l'on confondait jusqu'ici, qui montrent jusqu'à l'évidence ce que c'est qu'une perception simple et ce que c'est qu'une perception distinguée de toute autre, ou, autrement dit, une notion acquise, viennent compléter les enseignements des recherches expérimentales, et nous sommes autorisé à conclure que le siége organique de toutes les perceptions est dans la couche optique, tandis qu'à la périphérie corticale se trouvent classées et associées, sous forme de modalité dynamique possible, toutes les *notions acquises.*

2° *Lésions de la motilité.* — Chez tous les animaux sur lesquels nous avons expérimenté, nous avons constaté deux périodes bien distinctes : 1° une période d'excitation qui les poussait à marcher, à courir, soit en avant, soit sur le côté, ou en cercle ; 2° une période de prostration et parfois de paralysie lorsque les centres blancs étaient eux-mêmes intéressés. La première période correspondait évidemment à l'action simplement excitatrice du caustique, et la seconde, à la destruction des tissus par ce dernier. Il est impossible de ne point voir dans cette succession de phénomènes l'image d'une méningite profonde dont l'évolution serait excessivement rapide.

Dans ces expériences, nous avons cherché à déterminer les

différentes pièces du mécanisme qui concourent à la détermination des mouvements ; mais, tout en constatant qu'elles existent, nous ne saurions dire formellement quelle est la partie qui concourt à l'excitation de tel ou tel autre mouvement. Nous ne doutons pas que des expériences plus multipliées ne nous dévoilent plus tard ce mystérieux mécanisme ; mais, pour le moment, il est sage de dire avec M. Andral : « Les différents faits que nous venons d'analyser dans le but de découvrir quelles sont les lésions qui, dans les cas de méningite, coïncident avec les diverses altérations de la motilité, nous conduisent à une singulière conséquence : c'est qu'avec des lésions semblables sur le cadavre coïncident pendant la vie les désordres les plus variés de la motilité ; dans le plus grand nombre de cas, qu'il y ait convulsion ou paralysie, après la mort la lésion sera la même (1). » Les faits que renferme cette conséquence sont vrais ; mais nous aimons à ajouter que dans cette confusion apparente, il y a une logique, un ordre nécessaire que des investigations ultérieures nous feront découvrir. M. Andral lui-même nous indique cette voie en disant un peu plus loin : « En face de tant de faits qui nous montrent sans cesse, dans des altérations du cerveau, les siéges les plus divers, pour expliquer le trouble d'une même fonction, nierons-nous que certaines parties de l'encéphale sont spécialement destinées à l'accomplissement de certains actes? Nous n'en aurions pas le droit ; car il est vraisemblable que certains points du cerveau ont entre eux un rapport tel, que la lésion de tel d'entre eux va spécialement retentir sur tel autre ; et ce pourra être l'altération secondaire de celui-ci, inappréciable par le scalpel, qui produira la spécialité du désordre fonctionnel (2). »

CENTRES BLANCS. — Les phénomènes qui ont succédé dans nos expériences à la lésion des centres blancs participent des phénomènes que nous avons provoqués par la lésion des circonvolutions et des phénomènes qui accompagnent la lésion des couches optiques ou des corps striés. Cela ne doit point nous étonner : les centres blancs sont constitués par des fibres qui servent de trait d'union, d'un côté, entre les couches optiques et la périphé-

(1) Andral, *Clinique médicale*, t. V, p. 195.
(2) *Loc. cit.*, p. 376.

rie corticale et, de l'autre, entre la périphérie corticale et les
corps striés. Par conséquent, toute lésion qui interrompt ces divers courants peut donner naissance à des phénomènes de paralysie, d'amnésie et même de perte isolée du sentiment. La paralysie, on s'en rend compte aisément ; mais la perte d'un sens
isolé est plus difficile à expliquer quand nous savons surtout que
les couches optiques sont le siége exclusif de la perception. Cependant le fait est certain : on en trouve plusieurs exemples dans
les observations de M. Andral, et nous-même, nous avons constaté la perte du sens de la vue (*observation* IV). Voici comment nous expliquons ce fait : il est impossible que les couches
optiques ne reçoivent pas l'influence des fibres et des cellules de
la périphérie corticale auxquelles ces dernières aboutissent ; il y
a entre ces divers éléments un échange continuel de mouvements
qui constituent leur vie physiologique. Or, du moment que la
destruction des fibres unissantes est venue interrompre la com-
munication entre les parties centrales et les parties périphériques,
les unes et les autres ne sont plus dans leur état normal, et dès
lors quoi d'étonnant si elles ne manifestent plus leurs propriétés
vitales ? Cette explication nous paraît plausible, et pour le moment, d'ailleurs, nous devons nous en contenter.

Quoi qu'il en soit, les lésions du mouvement : affaiblissement,
paralysie, ambulation en cercle, sont les troubles les plus fré-
quents à la suite de la lésion des centres blancs ; les lésions du
sentiment sont possibles, mais rares ; quant à la *connaissance*, elle
peut être aussi quelquefois compromise.

LÉSIONS DU CERVELET. — Les phénomènes observés après la lésion
du cervelet se ressemblent tous au début ; ce sont des phénomènes d'excitation vive ; les animaux courent sans but ni mesure ;
ils prennent des positions ridicules ; presque toujours les globes
oculaires oscillent de bas en haut ; les mâchoires mordent ce
qu'elles trouvent ; la queue remue. Puis, peu à peu succède à
cette période une période de collapsus caractérisée par une paralysie partielle ou totale.

La sensibilité paraît profondément atteinte dans la plupart de
ces lésions. Doit-on attribuer ces troubles à l'incapacité de manifester le sentiment par des mouvements ? ou bien la lésion profonde du cervelet agit-elle sympathiquement et par l'intermé-

diaire des pédoncules supérieurs sur les couches optiques et les corps striés ? Nous nous rattachons volontiers à cette manière de voir.

Sans pouvoir affirmer quoi que ce soit, d'après ce que nous avons vu dans nos expériences, nous sommes disposé à voir dans le cervelet un organe de renforcement des actions cérébrales, destiné en même temps à remplacer par une excitation spéciale l'action de la volonté, lorsque cette dernière est absente, comme pendant le sommeil, ou bien lorsqu'elle s'applique à diriger un autre mouvement.

LÉSIONS COMPLEXES. — Nous avons réuni sous ce titre toutes les expériences dans lesquelles nous avons rencontré des lésions multiples, et par conséquent des phénomènes trop mêlés pour servir à une démonstration formelle du rôle fonctionnel des diverses parties de l'encéphale. Cependant chacune d'elles renferme un enseignement et fournit une nouvelle preuve à l'appui des conclusions que nous avons déduites des autres expériences. Chacun peut faire cette application. Nous nous bornerons à signaler quelques particularités très-intéressantes.

Les phénomènes que nous avons recueillis dans l'observation XXVII peuvent se diviser en deux périodes : dans la première, nous avons constaté de l'excitation au mouvement, de l'hébétude, l'ambulation en cercle ; tous les phénomènes, enfin, qui accompagnent la lésion des circonvolutions. L'autopsie, en effet, nous a montré que les circonvolutions postérieures avaient été détruites. Dans la seconde période, la scène change : l'animal est complétement insensible et paralysé. Qu'était-il survenu? à quoi attribuer ces nouveaux symptômes? L'autopsie va nous le dire. Tout le centre blanc en dehors du corps strié droit était détruit par un foyer hémorrhagique. Ce foyer, étant situé très-loin du point où l'injection caustique avait été faite, n'a pu se produire qu'à la suite d'un trouble profond de la circulation, c'est-à-dire quand le caustique a eu détruit les circonvolutions. En effet, la paralysie ne s'est manifestée que deux heures après l'opération.

L'observation XXVIII nous offre un fait analogue. Dans une première période, les phénomènes observés : excitation, hébétude, incoordination des mouvements, correspondent à la lésion de la circonvolution de l'hippocampe ; mais, dans la seconde période, la scène change : il survient une paralysie complète du sentiment et du mouvement. A quoi attribuer ces nouveaux phénomènes ? L'autopsie nous montre que plusieurs foyers hémorrhagiques se sont formés, et que l'un d'eux a détruit complétement la couche optique et le corps strié. Cette hémorrhagie a été consécutive à l'injection du caustique ; et, comme dans le cas précédent, elle ne peut être que le résultat d'un trouble profond de la circulation provoqué par la destruction lointaine des vaisseaux sanguins. Ici encore les phénomènes observés auraient pu marquer le moment où l'hémorrhagie s'est produite.

Ces faits isolés, comme on le voit, fournissent leur contingent de preuves, et celles-ci ne sont pas les moins probantes.

Parmi les expériences complexes, nous avons classé une expérience relative à la lésion des cornes d'Ammon, parce que, étant seule et isolée, elle n'a pas pu nous servir pour déterminer exactement le rôle fonctionnel de cette circonvolution. Cependant nous trouvons là les mêmes phénomènes qui ont accompagné la lésion des autres circonvolutions : excitation, hébétude, perte de la *connaissance* jusqu'à se mordre la patte, méconnaissance des obstacles. Mais, ce qu'il y a de particulier, c'est que cet animal, sans être paralysé, ne saurait se tenir sur ses quatre pattes et qu'il se traîne sur le ventre. Il a perdu le sentiment de l'équilibre. Mais à quoi tient le sentiment de l'équilibre, sinon aux notions que nous fournit le toucher ? Il serait donc possible que cette circonvolution fût le réceptacle où viennent se localiser les notions acquises fournies par les perceptions tactiles. Nous avons remarqué, d'ailleurs, que toutes les fois que la corne d'Ammon était lésée, l'animal avait de la peine à conserver son équilibre (voir obs. XXVIII).

VIII

CONCLUSIONS GÉNÉRALES.

Les expériences que nous avons instituées dans le but de déterminer les conditions fondamentales de la physiologie cérébrale nous permettent de formuler les conclusions suivantes :

1° Toutes les fibres impressionneuses viennent aboutir dans les couches optiques et déterminent dans cet organe, quand leur activité est mise en jeu par un objet impressionnant, un phénomène vital élémentaire, que nous désignons sous le nom de *perception simple*. Ce phénomène a son analogue dans tous les organes ; il est constitué par l'acte vital qui transforme l'aliment en produit spécial, l'analogue de la transformation du sang en bile, en salive, en fibre contractile ; en un mot, c'est le phénomène de la vie agissante ; phénomène mystérieux, impénétrable à tous nos moyens d'investigation ;

2° Les cellules qui sont disséminées à la périphérie corticale du cerveau conservent en puissance une modalité dynamique capable de transmettre ses effets jusqu'aux couches optiques à travers les fibres du noyau blanc de l'encéphale, et de réveiller ainsi le centre de perception. Ce réveil donne naissance aux perceptions de souvenir. Les modalités dynamiques dont les cellules de la périphérie corticale sont capables représentent sous une forme sensible les perceptions distinctes et distinguées, en d'autres termes les notions acquises ; elles représentent donc quelque chose de plus qu'une perception simple : elles représentent celle-ci, plus un travail de l'esprit. Les notions acquises sont organiquement associées, classées à la périphérie corticale du cerveau ; et elles peuvent, par le réveil de l'activité des cellules, se montrer successivement dans le centre de perception. C'est pourquoi, lorsqu'une lésion a intéressé un point de la périphérie corticale du cerveau, l'association des idées peut être troublée, et selon la nature de la lésion (congestion, inflammation ou nécrobiose), il peut se manifester des phénomènes d'excitation, des manies, des hallucinations, du délire de l'amnésie, ou de la stupidité.

D'après ce que nous venons de dire, le centre de perception, organiquement représenté par les couches optiques, se trouve placé entre deux sources d'excitation qui mettent toutes deux ses *propriétés percevantes* en évidence ; d'un côté, les causes impressionnantes qui lui viennent à travers les nerfs ; de l'autre, les causes impressionnantes qui lui viennent à travers les fibres blanches du noyau de l'encéphale : par les premières, il sent sa manière de vivre *actuelle* ; par les secondes, il sent ce qu'il sentit et comment il vécut jadis ;

3° Les corps striés, analogues aux amas de substance grise que l'on trouve dans le segment antérieur de la moelle, sont constitués par des cellules motrices. Ici, comme dans la moelle, ces cellules reçoivent l'incitation des cellules impressionneuses, et à leur tour elles provoquent dans les fibres motrices un mouvement corrélatif aux incitations que leur transmettent les cellules impressionneuses

Nos expériences nous permettent d'affirmer que ces centres tiennent sous leur dépendance tous les mouvements voulus, et les observations pathologiques confirment les résultats de l'expérimentation ;

4° Les éléments dont nous venons de déterminer le rôle fonctionnel représentent les éléments constitutifs de toute fonction ; et ils peuvent être considérés, par conséquent, comme étant les conditions fondamentales de la physiologie cérébrale. L'excitant fonctionnel est représenté par les impressions de toute nature qui réveillent l'activité des couches optiques à travers les nerfs sensitifs ; la matière fonctionnelle est représentée par les perceptions actuelles et de souvenir transformées en incitations motrices sous l'action de l'excitant fonctionnel ; les mouvements fonctionnels sont constitués par l'activité des cellules des corps striés et des fibres motrices.

Les notions que nous venons de formuler dans ces conclusions sont les fondements de la physiologie cérébrale, mais elles ne sont pas toute cette physiologie. Pour que la physiologie cérébrale soit, il faut dégager encore quelque inconnue : il faut montrer les liens qui unissent les trois angles du triangle qu'occupent

les couches optiques, la périphérie corticale, les corps striés ;
il faut remplir, par des notions précises, le vide que laissent entre
elles les trois lignes de ce triangle ; il faut enfin découvrir autant
que possible le mécanisme intime des actions nerveuses entre
ces trois points. La découverte expérimentale de ce mécanisme est
possible, nous n'en doutons pas ; mais nous exprimons la conviction bien sincère qu'on n'y arrivera qu'en s'inspirant, dans
cette recherche, de l'*analyse physiologique* telle que nous l'avons
définie et appliquée dans notre *Physiologie du système nerveux
cérébro-spinal.*

FIN.

PARIS. — TYPOGRAPHIE A. HENNUYER, RUE DU BOULEVARD, 7.

EXPLICATION DES PLANCHES

PLANCHE I.

Fig. 1. — A, tranche horizontale et superficielle de l'hémisphère gauche. B, B', B'' représentent les intervalles des circonvolutions remplies par une matière bleue et durcie. A ce niveau la substance blanche est jaunâtre et indurée. C est le point où l'injection a été faite.

Fig. 2. — Coupe horizontale de l'hémisphère gauche au niveau du plancher des ventricules latéraux. A, corne d'Ammon. B, pilier postérieur. C, corps strié. D, injection.

Fig. 3. — Coupe horizontale de l'hémisphère gauche au niveau de son tiers inférieur. A, coupe de la corne d'Ammon. B, couche optique. C, noyau extraventriculaire du corps strié. D, corps strié. E, injection. F, centre blanc.

Fig. 4. — Coupe horizontale de l'hémisphère droit. A, corps strié. B, commissure antérieure. C, pilier antérieur du trigone. D, injection; la zone d'induration est très-marquée. E, couche optique.

Fig. 5. — Coupe horizontale de l'hémisphère droit. A, corne d'Ammon. B, couche optique. C, injection. D, pilier antérieur. E, corps strié.

Fig. 6. — Indiquant les rapports de la couche optique et du corps strié vers la partie inférieure de l'hémisphère. A, couche optique. B, point d'entrée de l'aiguille dans le corps strié. C, point d'arrivée au milieu des fibres blanches qui séparent la couche optique du corps strié.

Fig. 7. — Coupe horizontale de l'hémisphère gauche. A, corne d'Ammon. B, couche optique. C, injection. D, caillot sanguin. E, corps calleux et trigone indurés E, corps strié.

Fig. 8. — Coupe horizontale de l'hémisphère gauche. A, corne d'Ammon. B, Couche optique. C, première piqûre. D, deuxième piqûre et injection. E, corps strié.

PLANCHE II.

Fig. 1. — Coupe horizontale de l'hémisphère gauche. A, corne d'Ammon. B, couche optique. C, injection. D, corps strié. E, cavité ventriculaire.

7

Fig. 2. — Coupe horizontale de l'hémisphère droit. A, corps calleux. B, pilier antérieur du trigone. C, nerf optique. D, cloison transparente en partie déchirée. E, couche optique. F, caillot sanguin occupant une grande partie de la couche optique, dans laquelle il s'est creusé une cavité. I, tubercule quadrijumeau supérieur. J, protubérance. K, indice du trajet de la mèche jusqu'à la couche optique.

Fig. 3. — Coupe horizontale de l'hémisphère gauche. A, corne d'Ammon B, injection. C, pilier postérieur du trigone. D, partie supéro-interne de la couche optique. G, commissure grise. E, corps strié.

Fig. 4. — Coupe horizontale de l'hémisphère gauche. A, corne d'Ammon. B, injection sablée du centre blanc. C, injection. D, toutes les parties colorées en jaune sont indurées.

Fig. 5. — Coupe horizontale de l'hémisphère gauche. A, noyau extraventriculaire du corps strié. B, injection. C, induration des tissus. D, corne d'Ammon. E, tubercule supérieur de la couche optique. F, couche optique. G, corps strié.

Fig. 6. — Coupe horizontale de l'hémisphère droit. A, injection; centre blanc fortement hyperhémié. C, tubercule supérieur de la couche optique. D, corne d'Ammon. E, corps strié. F, couche optique.

Fig. 7. — Coupe horizontale de l'hémisphère gauche. A, corne d'Ammon. B, région frontale détruite par l'injection. C, couche optique. D, corps strié. E, tubercule supérieur de la couche optique.

Fig. 8. — Coupe horizontale de l'hémisphère droit. A, région antérieure détruite par l'injection. B, corps strié. C, couche optique. D, corne d'Ammon.

PLANCHE III.

Fig. 1. — Coupe de l'hémisphère droit vue de biais. A, circonvolution antérieure fortement injectée. B, injection. C, corps strié. D, corne d'Ammon. E, corps calleux. F, couche optique.

Fig. 2. — Coupe de l'hémisphère gauche. A, corne d'Ammon. B, couche optique. C, corps strié. D, injection. E, parties durcies. F. injection très-prononcée de cette région.

Fig. 3. — Coupe de l'hémisphère gauche. A, corne d'Ammon. B, tubercule supérieur de la couche optique. C, couche optique. D, noyau extraventriculaire du corps strié. E, coloration des parties durcies. F, injection. G, corps strié. H, injection de la substance blanche. I, pli des circonvolutions frontales fortement injecté.

Fig. 4. — Coupe de l'hémisphère droit. A, injection. B, coloration des parties indurées. C, centre blanc injecté. D, corne d'Ammon. E, corps strié. F, couche optique.

Fig. 5. — Coupe de l'hémisphère gauche. A, injection. B, intervalle des circonvolutions rempli de liquide injecté. C, centre blanc fortement injecté.

Fig. 6. — A, face interne de l'hémisphère droit. B, corps strié. C, pilier postérieur du trigone. D, couche optique. E, coupe de la corne d'Ammon.
F, injection. G, nerf optique. H, commissure antérieure. I, cavité du troisième ventricule remplie de liquide injecté. J, commissure postérieure.
K, commissure grise. L, protubérance.

Fig. 7. — Coupe horizontale de l'hémisphère droit. A, foyer hémorrhagique renfermant un caillot gros comme un pois. B, circonvolutions postérieures
détruites. C,. circonvolution qui précède, en arrière, celle de l'hippocampe.
D, circonvolution du corps calleux sur la face interne de l'hémisphère.
E, injection.

Fig. 8. — Coupe horizontale de l'hémisphère droit au-dessous de la précédente.
A, corps strié. B, pilier postérieur. C, couche optique. D, corne d'Ammon.
E, circonvolution qui précède, en arrière, celle de l'hippocampe. F, circon-
volutions postérieures détruites par l'injection.

PLANCHE IV.

Fig. 1. — Coupe horizontale de l'hémisphère gauche. A, corne d'Ammon. B, injection. C, coupe de la corne d'Ammon. D, raptus hémorrhagique ayant
détruit la partie antérieure de la couche optique, et la partie posérieure du
corps strié.

Fig. 2. — Coupe au-dessous de la précédente. A, corne d'Ammon. B, foyer
hémorrhagique. C, couche optique. D, injection sanguine très-vive. E, corps
strié.

Fig. 3. — Coupe horizontale de l'hémisphère droit. A, injection. B, coupe superficielle de la corne d'Ammon. C, circonvolution qui précède en arrière
celle de l'hippocampe.

Fig. 4. — Coupe horizontale de l'hémisphère gauche. A, corne d'Ammon. B, injection. C, couche optique. D, corps strié.

Fig. 5. — Coupe horizontale de l'hémisphère gauche. A, piqûre et injection sur la
corne d'Ammon. B, couche optique injectée et ramollie. C, corps strié.
D, injection qui s'est répandue dans le pli qui sépare la couche optique de
la corne d'Ammon et qui sort par la grande fente cérébro-postérieure.
E, corps calleux.

Fig. 6. — Coupe horizontale de l'hémisphère gauche. A, piqûre et injection sur la
corne d'Ammon. B, coupe verticale de la corne d'Ammon. C, couche
optique. D, corps strié. E, pilier antérieur du trigone.

Fig. 7. — Coupe verticale de l'hémisphère droit et du cervelet. A, couche optique.
B, tubercules quadrijumeaux. C, injection. B', coupe du tubercule quadrijumeau droit.

Fig. 8. — Coupe verticale de l'hémisphère gauche et du cervelet. A, injection.
B, injection dans le tubercule quadrijumeau postérieur. C, couche optique
fortement injectée. B', coupe du tubercule quadrijumeau du côté gauche.

Paris. — Typographie A. Hennuyer, rue du Boulevard, 7.

Fig. 1.

Fig. 2.

Fig. 3.

Fig. 4.

Fig. 5.

Fig. 6.

Fig. 7.

Fig. 8.

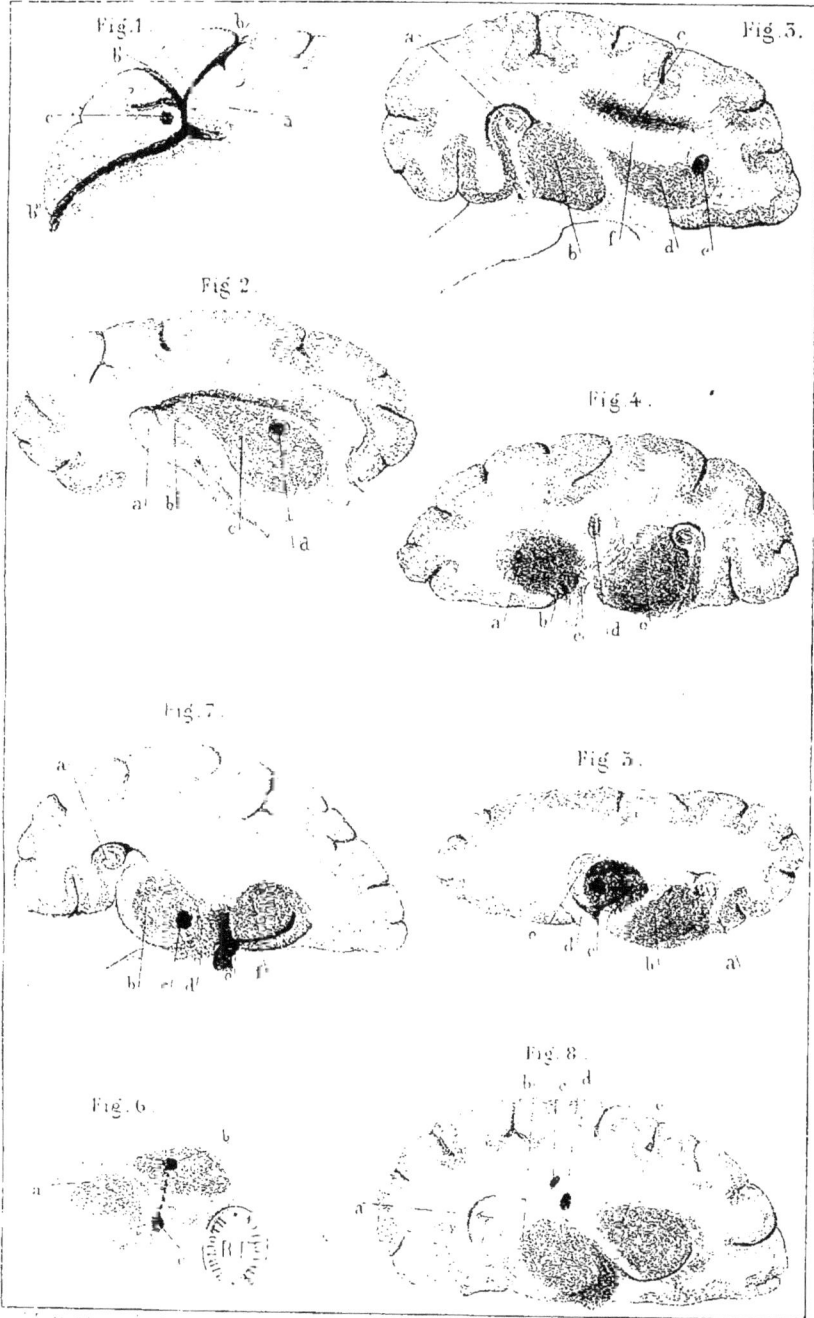

Lith Genv Gros. Mont S¹ᵉ Genevieve, 34 Paris

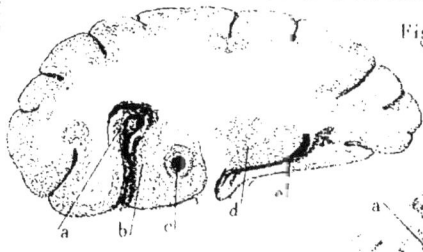

Fig. 1.

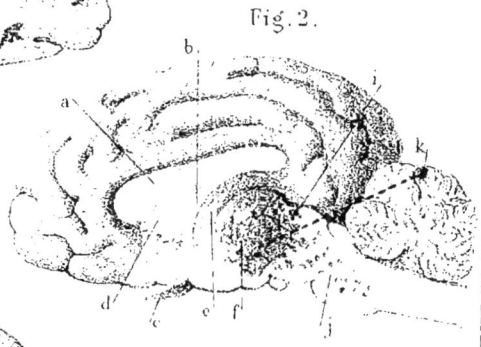

Fig. 2.

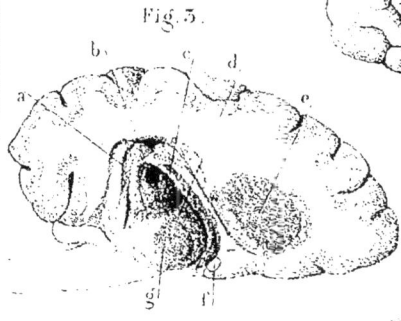

Fig. 3.

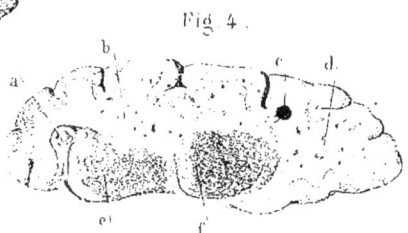

Fig 4.

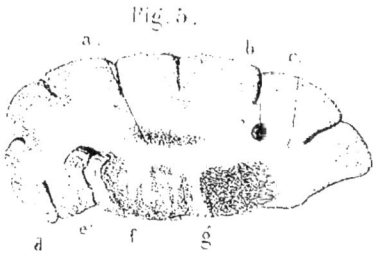

Fig. 5.

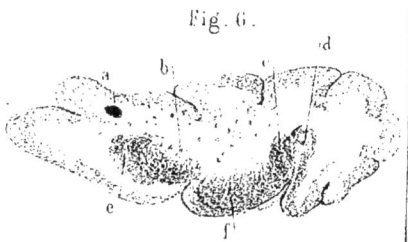

Fig. 6.

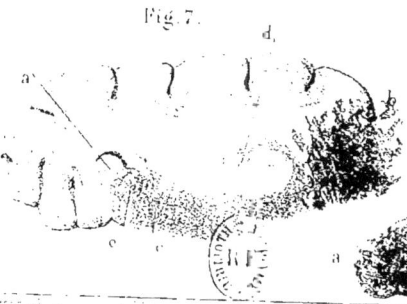

Fig. 7.

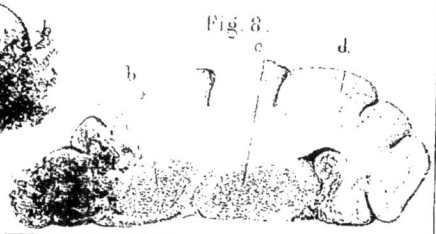

Fig. 8.

Lith Géry-Gros Mont S.te Geneviève 34 Paris

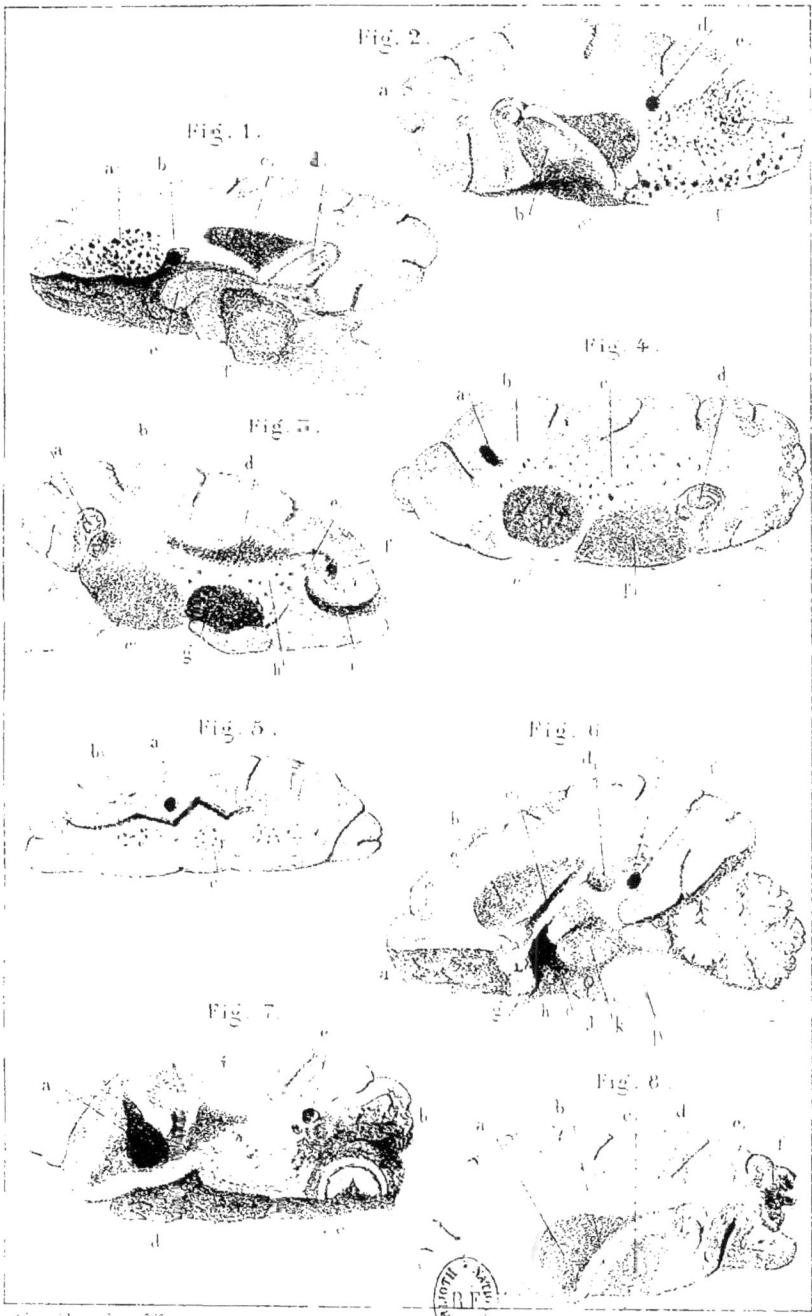

Fig. 1.

Fig. 2.

Fig. 3.

Fig. 4.

Fig. 5.

Fig. 6.

Fig. 7.

Fig. 8.

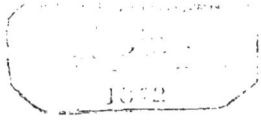

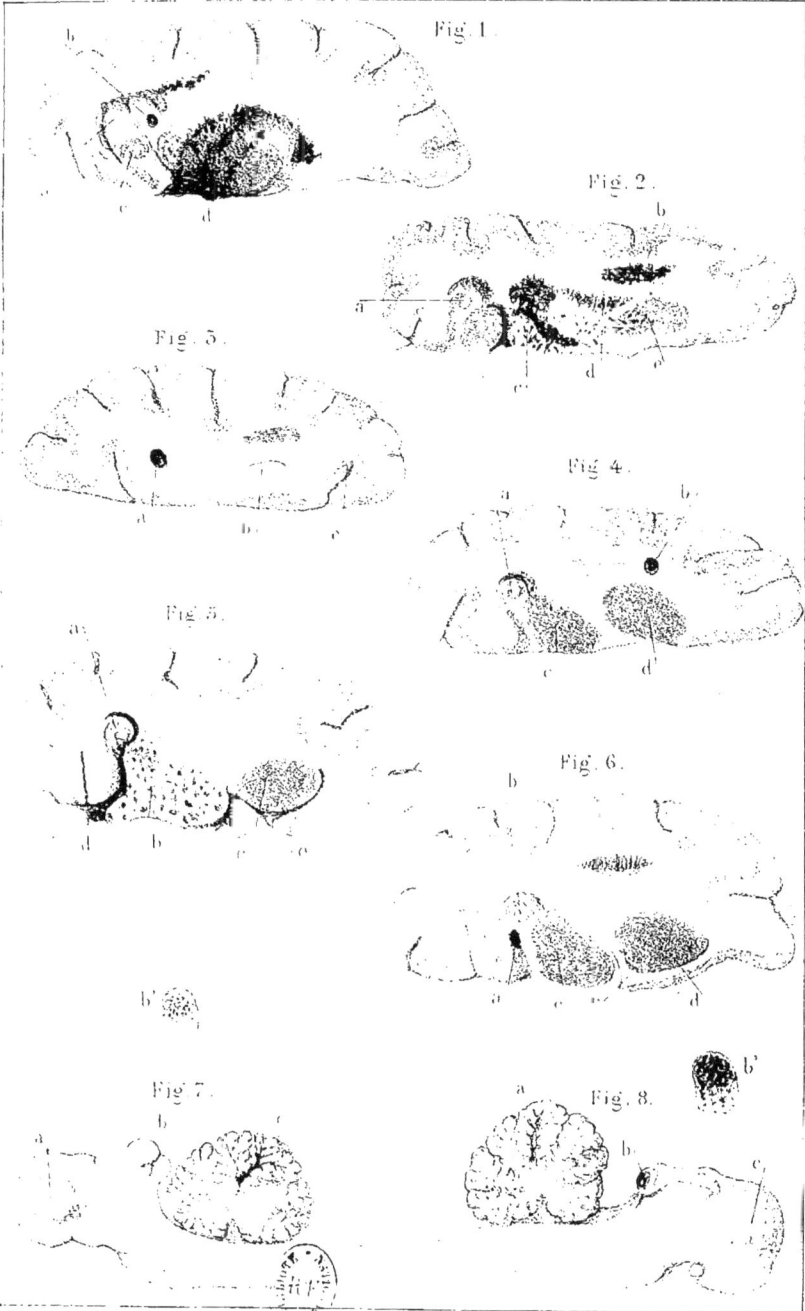

Fig. 1.

Fig. 2.

Fig. 3.

Fig. 4.

Fig. 5.

Fig. 6.

Fig. 7.

Fig. 8.

www.ingramcontent.com/pod-product-compliance
Lightning Source LLC
Chambersburg PA
CBHW071221200326
41519CB00018B/5629